Fidel Fernández-Rubio

Etimología de algunos de los géneros y especies de los animales venenosos

Fidel Fernández-Rubio

Etimología de algunos de los géneros y especies de los animales venenosos

Productores o trasmisores de enfermedades o molestos para el hombre

Editorial Académica Española

Imprint
Any brand names and product names mentioned in this book are subject to
trademark, brand or patent protection and are trademarks or registered
trademarks of their respective holders. The use of brand names, product
names, common names, trade names, product descriptions etc. even without
a particular marking in this work is in no way to be construed to mean that
such names may be regarded as unrestricted in respect of trademark and
brand protection legislation and could thus be used by anyone.

Cover image: www.ingimage.com

Publisher:
Editorial Académica Española
is a trademark of
International Book Market Service Ltd., member of OmniScriptum Publishing
Group
17 Meldrum Street, Beau Bassin 71504, Mauritius
Printed at: see last page
ISBN: 978-620-3-03837-8

Etimología de algunos de los géneros y especies de los animales venenosos, productores o trasmisores de enfermedades o molestos para el hombre.

.por Fidel Fernándz-Rubio

Dedicatoria.

A la memoria de mi padre el Dr. Fidel Fernández (1.890-1.942) descubridor de los primeros casos autóctonos en España de leishmaniosis visceral y cutánea, beri-beri y disentería amebiana, y mi amigo y compañero de andanzas penibéticas, con todo afecto, respeto y admiración.

Sumario

Introducción.

En un momento en que el progresivo abandono de las humanidades ha creado una manifiesta falta de cultura en tantas facetas, se ha perdido, desgraciadamente, también, y para mucha gente, la riqueza que encierran los nombres científicos de los géneros y especies de los animales y con ello la posibilidad nemotécnica de recordar, en muchos casos, su aspecto por su nombre científico.

Este abandono de las lenguas clásicas (griego y latín) tiene, incluso, repercusión en el sistema informático que usamos al plasmar este trabajo, ya que con sus bases tipográficas. prácticamente, no se pueden escribir fácilmente los signos diacríticos (espíritus y acentos) del griego clásico, y hay que usar alguna fuente tipográfica especial. Aquí se ha usado Οδυσσεα.

Trataremos aquí de las etimologías de los animales que afectan negativamente a la salud humana o animal, ya sea por su acción directa, por envenenamiento o por ser portadores foréticos o biológicos de agentes patógenos, con excepción de los animales exclusivamente vulnerables: grandes depredadores e, incluso los grandes herbívoros como los hipopótamos, a pesar del alto número de humanos muertos por ellos, ya que su abundancia, haría interminable este volumen y también los que tienen efectos negativos, como los causantes de plagas de árboles o cultivos. Pero incluimos los que tienen un efecto positivo sobre la psiquis humana, por la hermosura de su aspecto y lo grácil de su vuelo, como es el caso de las mariposas (Lepidóptera).

En el pasado inmediato (siglos 17 y 18 especialmente), a la hora de otorgar nombre científico a cualquier categoría taxonómica se prefería recurrir al acervo cultural del mundo clásico, antes que dedicarlas al amigo o al preboste de turno. Y esto era así incluso en autores cuya lengua materna no era derivada del latín ni del griego, lo que implicaba unos conocimientos culturales nada frecuentes en la actual época.

Si se revisan los nombres científicos de los géneros de los animales dañinos sorprende la enorme proporción de los que tienen su origen en la cultura y lenguas clásicas, con predominio del griego homérico. El nuevo y necesario neologismo surge de orígenes diversos que pueden agruparse en: nombres procedentes de la mitología o de la historia greco-romana o del aspecto morfológico o etológico del animal.

Como el alfabeto griego puede resultar ilegible para muchos de los posibles actuales lectores, en un principio pensamos en hacer una trascripción fonética al alfabeto latino, pero desistimos de ejecutarlo, pues el alfabeto latino carece de equivalentes a ciertas letras griegos, p. ej. vocales largas y cortas (e larga = eta "η" y corta = épsilon "ε"; o larga = omega "ω" y corta = ómicron "o") y algunas como la ípsilon "υ" tiene un valor intermedio entre las latinas "i" y "u". etc., y tampoco dispone de equivalentes a sus signos diacríticos (3 acento, 2 espíritus etc)

De acuerdo con el Código Internacional de Nomenclatura Científica los nombres de los géneros irán en cursiva, con mayúscula inicial, los de las especies también en cursiva, pero con minúscula inicial y los taxones superiores sin cursiva y mayúscula inicial).

Conforme a las normas de la Real Academia Española de la Lengua, las palabras foráneas también irán en cursiva.

Para una mejor exposición, dividimos estas etimologías en cuatro apartados: 1) invertebrados, 2) vertebrados, 3) Taxas superiores y nombres vulgares, 4) términos médicos que después serán divididos en distintas agrupaciones. Para ello seguimos un orden relativamente filogenético.

Estas agrupaciones serán más o menos largas dependiendo, fundamentalmente, del número de géneros y especies que engloben.

Seguidamente exponemos la etimología de parte de los géneros y especies de los animales dañinos o molestos con interés sanitario, ya que incluir la totalidad de ellos requeriría un tiempo excesivo, máxime cuando muchas bibliotecas de los museos están desprovistas de las antiguas revistas donde, originariamente, se publicaron.

Etimologías.

1.- Invertebrados (Invertebrata).

1.1.-Esponjas (Porifera).

chloros del griego χλωρός = verde pálido.

corticata del latín *cortinata* = con cortina.

Del latín *ignis* = fuego.

nolitangere del latín *nolitangere* = no tocar.

prolifera del latín *prolifera* = que tiene la propiedad de

engendrar. *viridis* del latín *viridis* = verdoso.

1.2.-Falsas medusas (Hidrozoa).

Aglaophenia del griego αγλαος = hermoso + φαινειν = parecer.

cupressina del latín *cupressus* = ciprés, en diminutivo femenino.

gracilicaule del latín *gracilicaudus* = con cola delgada. *gracilis*
del latín *gracilis* = esbelto.

Millepora del latín *mille* = mil + *porus* = orificio.

philippina procedente de Filipinas.

Physalia del griego φύςα = fuelle, soplo, burbuja.

1.3.- Medusas verdaderas (Scyphozoa).

Aurelia dedicada a Aurelia, esposa de Catilina. Año 63 a.C.

capillata, del latín *capillata* = con abundante pelo.

Chrysaora del griego χρυσός = oro, dorado + αορ = espada.

Cotylorhiza del griego κοτιλμ = cavidad + ριζα = raíz.

Cyanea del griego κύςονα = azul.

noctiluca, del latín *nox* =noche, en diminutivo.

Pelagia del latín *pelagium* y este del griego πελάγιος = del mar.

pulmo, del latín *pulmo* = pulmón.

Rhizostoma del griego ριζα = raíz + στόμα = boca.

tuberculata del latín *tuberculata* = con tubérculos.

unguiclata del latín *ungiculatus* = con uñas.

1.4.- Cubomedusas (Cubozoa).

alata del latín *alata* = alada.

Chironex del griego χειρός = mano + νεξ = asesina.

Chiropsoides del griego χειρός = mano + νεξ = asesina + οιδες = parecido

quadrigatus del latín *quadrigatus* = que lleva acuñada una cuadriga (moneda).

1.5.- Anémonas (Actiniaria).

Actinia del griego ἀκτίς = rayo.

Actinodendron del griego ακτινωτος = radiado + δένδρον = árbol.

Amplexidiscus del latín *amplexus* = abrazo + *discus*, y este del griego δισκυζ = disco.

Equina del latín *equina* = del caballo (en femenino).

fenestrafer del latín *fenestrafer* = con agujeros.

plumosum del latín *plumosus* = con plumas.

producta, del latín *producta* = alargado.

Triactis del griego τρι = tres.

1.6.- Briozoos (Ectoprocta).

Alcyonidium del griego ἅλς = mar + κυων = fecundar.

gelatinosum del latín *gelatinosum* = gelatinoso.

1.7,. Ofiuras (Ophiuroidea)

Ophiomastix del griego ὄφις = serpiente + μάστιξ = látigo.

1.8.- Estrellas de mar (Asteroidea).

annulosa del latín *annulata* = con anillos

decanus del latín *decanus* = decano.

Echinata del latín *echidnata* = con aspecto de serpiente

Ophiomastix del griego ὄφις = serpiente + μάστιξ = látigo.

1.9.- Erizos de mar (Echinoidea).

Acanthaster del griego ἄκανθος = espina + ἀτήρ = astro.

annulosa del latín *annulosa* = con anillos.

Araeosoma del griego ἀρεός = poco apretado + σῶμα = cuerpo.

Asthenosoma del griego ἀστηρ = astro + σῶμα = cuerpo.

decanus del latín *decanus* = decano.

Diadema del griego διάδημα = diadema.

intermedium del latín *intermedius* = que está en la mitad.

varius, del latín *varius* = abigarrada.

1.10.- Gusanos anélidos (Anelidae).

carunculata del latín *carunculata* = con carúnculas.

complanata del latín *complanata* = aplanada.

Eunice dedicada a Eunice, ninfa marina o nereida, hija de Nereo.

flava del latín *flavis* = amarillento

heteropoda del griego ἕτερος = diferente + ποδος = del pie

striata del latín *striatus* = con estrías.

viridis del latín *viridis* = verdoso.

arthritica del latín *arthriticus* = gotoso, con gota.

geographus del latín *geographus* = geógrafo.

discus del griego δίσκος = disco.

eburneus del latín *eburneus* = de ébano.

giganthea del latín *gigantea* = gigantesca.

gloriamaris del latín *gloria* = gloria + *maris* del mar.

japónica procegente del Japón.

marmoreus del latín *marmoreus* = con aspecto de mármol.

obscurus del latín *obscurus* = oscuro.

striatus del latín *striatus* = con estrías.

textile del latín *textile* = tejido.

1.11.- Pulpos, calamares, sepias (Cephalopoda).

fasciata del latín *fasciatus* = con bandas.

maculosa del latín *maculosa* = manchada.

Metasepia del griego μεταν = en medio + sepia, del latín *sepia y* este del griego σηπια
= jibia, nombre de un molusco

1.12.- Artrópodos (Artropoda)

1.12.1.- Cucarachas (Blattaia).

americana procedente de América.

australasiae procedente de Australia.

Blatella del latín *blattella* = cucaracha pequeña.

Blatta del latín *blatta* = cucaracha y este del griego βλανπτω = dañar.

Ectobius del griego ἐκτός = fuera y βίος = vida.

germánica procedente de Alemania.

lapponicus procedente de Laponia.

Leucophaea del griego λευκός = blanco y φαίος = pardo, gris, oscuro.

longipalpa del latín *longus* = largo + *palpus* = palpos.

maderae procedente de Madeira.

orientalis procedente del oriente.

Periplaneta del griego πϵριπλανης = que vaga alrededor.

Pycnoscelus del griego πυκνός = grueso, compacto y σκέλος = pierna.

Surinamensis procedente de Surinan.

1.12.2.- Abejas (Hymenoptera).

Apis del latín *apis* = abeja.

bicornis del latín *bicornis* = con dos cuernos.

dorsalis del latín *dorsalis* = de la espalda.

florea del latín *florea* = florida.

indica procedente de la India.

mellifera del latín *mellis* = miel + del griego φέρω = yo transporto.

Osmia del griego ὀσμή = olor.

1.12.3.- Avispas (Hymenoptera).

Cephalomonia del griego κεφαλή = cabeza y ὄνος = burro y μυῖα = mosca.

Colletes del griego κολληωτος = bien constituido.

Germánica procedente de Alemania.

maculata del latín *maculatus* = con machas.

pensylvanica procedente de Pensilvania.

Vespa del latín *vespa* = avispa.

Vespula del latín *vespula* = avispa pequeña.

vulgaris del latín *vulgaris* = común, vulgar.

1.12.4.- Hormigas (Formixidae).

Invicta del latín *invictus* = no vencido, victorioso.

Paraponera del griego παρά = junto a, y πονηρία = malicia, maldad.

ogonomyrmex del griego πωγών = barba + μύρμηξ = hormiga.

pyriformis del latín *pyriformis* = en forma de pera.

Solenopsis del griego σωλήν = tubo y ὄψις = aspecto.

Solenopsis del griego σωλήν = tubo y ὄψις = aspecto.

1.13.- Piojos (Phthiraptera).

 africanus procedente de África.

bovis del latín *bovis* = del buey.

canis del latín *canis* del perro.

caprae del latñin *caprae* = de la cabra.

dissimilís del Latin *disimilis*= desigual.

Echinophthirius del griego εχινος = erizo y φθειρ = piojo.

equi del latín *equi* = del caballo.

gallinae del latín *gallinae* = de las gallinas.

gigas dedicado a Gigas, uno de los gigantes hijo de la tierra que quería destronar a
     Júpiter.

Heterodoxus del griego ἐτεροδοξος = que se sale de lo normal.

heterographus del griego ἐτεροδοξος = que se sale de lo normal + γραφή = dibujo.

Hoplopleura del griego οπλον = armadura + del latín *pleura* = costado.

horridus del latín *horridus* = áspero.

humanus del latin *humanus* = del hombre.

limbata del latín *limbatus* = con borde.

loxodontis del griego λοξός = oblicuo + οδους = diente.

meleagridis del griego μέλανος = negro.

ovalis del latín *ovalis* = oval.

oxyxytellus del griego ὀξύ = agudo y τελος = extremidad.

pacifica del latín *pacifica* = tranquila.

 Pedicinus del latín *pediculus* = piojo.

Pediculus del latín *pediculus* = piojo.

pubis del latín *pubis* = pubis.

setosus del latín *setosus* = cubierto de pelos.

subrostrata del latín *subrostrata* = debajo del rostro.

suis del latín *suis* del cerdo.

tuberculatus del latín *tuberculatus* = con tubérculos.

1.14.- Chinches (Hemiptera).

Cimex del latín *cimex* = chinche.

cristatus del latín *cristatus* = con cresta, con moño.

Panstrongilus del griego πᾶν = todo (neutro) y στεογγυλος = redondo,

Triatoma del griego τρί = tres + τόμος = parte cortada.

1.15.- Pulgas (Siphonaptera).

anomalus del latín *anomalus* = fuera de lo normal.

canis del latín *canis* = del perro.

Ceratophyllus del griego κεράστης = cuerno + φίλος = amigo.

Ctenocephalides del griego κτενός, genitivo de κτείς = peine + εἶδος = parecido.

faciatus del latín *faciatus* = con bandas.

felis del latín *felis* del gato.

gallinacus del latín *gallinacus* = de las gallináceas.

gallinae del latín *gallinae* = de las gallinas.

gallinulus del latin *gallimulos* = de los pollitos.

irritans del latín *irritans* = irritante.

niger del latín *niger* = negro, oscuro.

penetrans del latín *penetrans* = penetrante.

Pulex del latín *pulex* = pulga.

setosa del latín *setosus* = cubierto de pelos.

simulans del latín *simulo* = fingir.

1.16.- Moscas y mosquitos (Diptera)

Aedes del griego ἀηδής = desagradable.

Anopheles anthropophaga del latín *anrhopofaga* = comedotade hombres.

Auchmeromyia del griego αὐχμηρός = oscuro, hirsuto y μυῖα = mosca.

Bezzymyia del griego βῆσσα = valle y μυῖα = mosca.

 bicolor del latín *bicolor* = de dos colores.

Chrysomyia del griego χρυσός = oro, dorado +μυῖα = mosca.

Chrysops del griego χρυσός = oro, dorado + ὤψ = ojo.

Cochliomyia del griego κοχλίας = babosa y μυῖα = mosca.

Cordylobia del griego κόρδυλη = maza y βία = fuerza.

Culex del latín *culex* = mosquito.

Culicoides del latín *culex* = mosquito + del griego εἶδος = apariencia.

cuprina del latín *cuprina* = con aspecto de cobre.

Dermatobia del griego δενρμα = piel + βίος = vida.

 domestica del latín *domestica* = de la casa.

Fannia del latín *Fannia* = célebre mujer del año 90 a.C.

Glossina del griego γλωσσα = que envuelve en pañales.

Haemagogus del griego αῖμα genitivo αιματος = sangre y ἀγωγός = que hace salir.

Haematobia del griego αῖμα genitivo αιματος = sangre y βίος = vida.

hominis del latín *hominis* = del hombre.

hominovorax del latín *hominovorax* = devoradora de hombres.

Hyppobosca del griego ἵππος = caballo y βοσκω = pastar, pastorear.

Leptoconos del griego λεπτός = pequeño y κωνωψ = mosquito.

Lucilia del latín *lux* = luz.

magnifica del latín *magnifuica* == espléndida.

Mansonia dedicada a Manson.

megacephala del griego μέγας = grande + κεφαλή = cabeza.

Musca del latín *musca* = mosca.

Muscina del latín *muscina* = pequeña mosca

niger del latín *niger* = negro, oscuro.

Oestris del griego οἶστρος = tábano.

Orientalis procedente del oriente.

ovis del latín *ovis* = de la oveja.

Phlebotomous del griego φλεβονς, genitivo de φλέψ = vena y τόμος = pinchar, de

τέμνω = cortar.

Psorophora del griego ψωρα = sarna, enfermedad escamosa y φόρος, de φέρω =

llevar.

regina del latín *regina* = reina.

senegalensis procedente del Senegal.

Simulium del latín *simulo* = fingir.

stabulans de latín *stabulans* = de los establos.

Stomoxys del griego στόμα = boca + ὀξύς = que perfora, agudo.

Tabanus del latin *tabanus* = tábano.

vetustissima del latín *vetustísima* = muy antigua.

1.17.- Escarabajos (Coleóptera).

amazonicus procedente del Amazonas.

australis procedente de Australia.

bifaciatus del latín *bifasciatus* = con dos bandas.

bifasciata del latín *bifasciatus* = con dos bandas.

Blaps del griego βλανβη = daño.

brasiliensis procedente del Brasil.

Caccobius del griego κακός = malo + βίος = vida.

columbianus procedente de Colombia.

decolor del latín *decolor* = decolorado.

funebris del latín *funebris* = fúnebre, oscuro.

fusca del latín *fuscus* = oscuro.

judaeorum procedente de Palestina.

maculata del latón *maculata* = con manchas.

melanocephalus del griego μέλανος = negro + κεφαλή = cabeza.

Mylabris del griego μυλαβερυς = insecto de los molinos de harina, de μυ]ς = ratón y

λαβεοσ = violento.

Onthophagus griego ονθος = estiércol + φάγοπμαιν = comer.

pennsylvanica procedente de Pensilvania.

vesicatoria del latín *vesicatoria* = que produce irritación o ampollas.

vittata del latín *vitatus* = que debe ser evitada.

vulcanus procedente de los volcanes.

1.18.- Mariposas (Lepidoptera).

1.18.1.- Diurnas (Papilionidae).

Abacis del griego ἄβη = juventud.

abdelkader dedicada a Abdelkader, caudillo de los berberiscos argelinos frente a la
invasión francesa en el siglo XIX.

abencerragus dedicada a los abencerrajes, familia granadina del siglo XV, famosa por
su rivalidad con los Zegríes.

acaciae del latín, genitivo de *acacia* = de la acacia.

Acca dedicada a Acca Laurecia, quien fue encerrada en el templo de Hércules y más
tarde divinizada como madre de los Lares.

Achillides dedicada a Aquiles, hijo de Peleo, rey de Ptía (en Tesalia) y Tetis, diosa del
mar. Su madre lo hizo invulnerable al nacer, sumergiéndolo en las aguas de
Estigia. Sólo quedó sin mojarse el talón (talón de Aquiles) por el que lo sujetaba.
Educado por el centauro Quirón, adquirió una fortaleza física extraordinaria.

Puesto a elegir destino, prefirió una vida corta pero gloriosa. Participó en la guerra de Troya, como jefe de los Mirmidones. Le mató una flecha de Paris, dirigida por Apolo a su talón, su único punto vulnerable.

Achilyodes del griego ἀχλυώδης = nebulosa.

achine dedicada a Angiolo Aquini, pintor lombardo del siglo XIX.

Achivi dedicado a los Archivos (o Aqueos) nombre que daban los romanos a los héroes homéricos.

Acidalia dedicado a Acidalia sobrenombre de Afrodita.

Aconthea del griego ἄκρων = tip sword + θέα = aspecto de diosa

actaea dedicada a Actaea, hija de Nereo y Doris. Del griego ακτέα (actea) = sauco.

actaeon dedicada a Acteón, hijo de Aristaeo, iniciado en el arte de la caza por el centauro Quirón, se jactaba de cazar mejor que Artemisa, a quien sorprendió bañándose desnuda en un río. La diosa enfurecida le roció con agua, transformándolo en ciervo, siendo entonces despedazado por su propia jauría.

Actinota del griego ακτινωτος = con radios

Adelfa del griego ἀδελφή = hermana.

Adolias, del griego ἄδολος = sincero.

Aetheius del griego α = sin + ήθεῖος = amigos.

Afrodite dedicado a Afrodita hija de Zeus y Diones. Diosa de radiante belleza, encarnación del amor carnal.

Aganistus del griego ἄγαν = mucho + ιστός = mal, maldad, malvada.

Ageronia del griego α = sin+ γερωνια = delegación, embajada.

Aglais dedicado a Aglaia una de las Carites. Del griego ἀγλαός = brillante

Agraulis del griego ἄγραυλος = del campo.

Agriades dedicado a Agrio, hijo de Circe y Odiseo. Del griego ἄριος = salvaje.

Agrodiaetus del griego ἀγροδίαιτος = campestre

Ajantis del griego α = sin+ ἴανθον = calentado, pasivo de ιαίνω = calentar.

Alazonia del griego ἀλαζονεία = vanidad

Albulina del latin *albus* = blanco, en diminutivo.

Alcyonis dedicado a Alcion hijo de Perseo (hijo de Zeus y Danae que mató a la Gorgona
Medusa) y Andromeda; padre de Amphitryon y abuelo de Hércules.

Aloeides del griego ἀλόν = aloe + εἶδος = similar.

Amarissus del griego ἀμαρύσσω = para quitar los rayos.

Amarynthis del griego ἀμαρύσσω = para quitar los rayos.

Amathusia dedicado a Amatosia sobrenombre de Venus, que era venerada sobre todo
en Amatonte.

Amauris del griego αμαυρος = oscuro.

Amblipodia del griego ἀμβλύς = contundente + ποῦς = del pie.

Amynthia del griego ἀμυνάθω = defender.

Anaea dedicado aAnaia diosa de Libia equivalente a Venus o Diana.

Anapheis del griego ἀναφαίνο = descubir.

Anartia del griego ἀναρτάω = colgar.

Anatole del griego ἀνατολή = oriental

Ancyluris del griego ἀγκύλος = curvado + οὖρα = cola.

Andropoda del griego ἀνδρος = hombre + ποῦς = el pie.

Anops del griego α = sin + ὤψ = aspecto

Anosia del griego ἀνόσιος = impío.

Anteos del griego ἀντί = opuesto + ἔος = aurora

Anteros dedicado a Anteros, genio que representaba el amor masculino.

Anthocharis del griego ἄνθος = flores + χᾶρις = gracia

Antigonus dedicado a Antigone hija de Edipo y Jocastra y hermana de Etocles,
Pollinate y Ismene. Trató de evitar la guerra entre sus hermanos. Para evitar la
lenta muerte a la que había sido condenada por su tío Creonte, porque había
tratado de enterrar a su hermano muerto, se ahorcó con su cinturón.

Apatura del griego ἀπάτη = falsa + οὐρά = cola.

Apaturia del griego ἀπάτη = falsa + οὐρά = cola.

Apaturides del griego ἀπάτη = falsa + οὐρά = cola + εἶδος = similar.

Apaustos del griego ἄπαυστος = eterno.

Aphacitis del griego αφακη = planta del género *Vicia)*.

Aphacitis del griego ἀφάκη = vicioso.

Aphaneus del griego ἀφανειος = opulento.

Aphanthopus del griego ἀφανής = oscuro + τόπος = sitio.

Apharitis dedicado a Afareo padre de Liceum.

Aporia del griego ἄπορος = indeciso α = sin+ πόρος = pasar de un lado a otro

Aposura del griego ἀπό = Cerca de + οὖρα = cola.

Appias dedicado a Appia viejo nombre de la ciudad de Argus.

Araschnia dedicado a Araschne una tejedora rival de Atenea quien, por rencor, la
convirtió en una araña.

Arcas dedicado a Arcas hijo de Zeus y Callisto (nynfa de Artemis) y padre del pueblo
de Acadia.

Archon del latín *archon* nombre de los magistrados griego ἀρχός = jefe.

Archontes del griego ἀρχων = magistrado.

Arethusana dedicado aArethusa ninfa Nereida de una Fuente de la isla Ortygia cerca
de Siracusa.

Arga del griego ἀργής = radiante.

Arge del griego ἀργής = brilliante, radiante.

Argireus del griego ἀργύρεος = de plata.

Argynnis dedicado a Argynnis, sobrenombre de Venus.

Arhopala del griego α = sin + ῥόπαλον = maza, clava.

Aricia dedicado a Aricia, princesa ateniense amante de Hipólito, hijo de Teseo

Arpidea del griego ἄρπη = hoz + ἰδέα = similar, parecido.

Artogeia del griego ἄρτος = pan + γεῶν genitivo plural de γῆ = de la tierra.

Ascia del griego α = sin + σκιά = sombra.

Asteropoda dedicado a Asterope, uno de los tres cíclopes.

Astraptes del griego ἀστραπτω = para aligerar.

Astyci del griego ἄστυ = ciudad + οἰκέω = habitable.

Atena dedicado a Atenea hija de Zeus nacida de su cabeza. Asociada con la vida de animales y plantas. el trabajo constante y la virginidad.

Athetmia, del griego α = sin + τεθμος = reyezuelo.

Athis del griego α = sin + θίς = altura, elevación.

Atlides del griego α = sin + τλαω = sufrir.

Augiades del griego αὐγή = esplendor + ἀδής = desagradable.

Aurotis del griego αὖρυι = liebre + οὖς = en forma de orejita.

Axiocerces del griego ἄρξιος = digno + κεἰρο = cortar con cizalla.

Azanus procedente de Azania , nombre latino de la costa noreste de África.

Bacotis del griego βαιός = escaso + οὖς = en forma de orejita.

Barbicornis del latín *barba* = barba + *cornu* = cuerno.

Belenois dedicado a Belenos dios que personificaba el sol en la mitología gala.

Berberia del latín *Berberia* nombre derivado del árabe *barbar*, que se aplicaba a los pueblos del norte de África, desde Egipto al Atlántico.

Biblides dedicado a Biblis una nimfa hija de Mileto rey de Creta y de la ninfa Idoeta. Ella amaba a su hermano Caunus quien escapo después de que ella lo persiguiese en vano por muchos países. después de esto ella lloró tanto que los Naiades la trasformaron en un río. Del griego βιβλύς = no muy libre + εἶδος = parecido, similar.

Biblis dedicado a Biblis una ninfa hija de Mileto rey de Creta.

Boloria del griego βῶλος = grumos.

Borbo del griego βόρβορος = lodo.

Brangas dedicado a Bragi dios de la sabiduría en la mitología escandinava.

Brassolides del griego βράσσο = conducir o perseguir + ὅλος = todo + οἴδες = similar.

Brassolis del griego βράσσο = conducir, perseguir + ὅλος = todo + οἴδες = similar.

Brenthis dedicado a Brenthis uno de los cíclopes. Del griego βρένθος = arrogante.

Brontiades del griego βροντή = trueno + εἶδος = similar.

Byblia del griego βύβλος = papiro.

Caerois del griego καιρόεις = bien constituido.

Calaides del griego κάλαις = convocado + εἶδος = similar.

Calais del griego κάλαις = convocado

Callianira del griego κάλος = belleza + ἀνήρ = hombre.

Callicore del griego κάλος = belleza + κόρη = muchacha,

Callidryas del griego κάλος = belleza + δρῦς = encina (*Quercus ilex).*

Callidula del griego κάλος = belleza + δούλη = esclavo.

Callithea del griego κάλος = belleza + θεά = de diosa.

Callophrys del griego κάλλος = belleza.

Calpodes del griego κάρις = lanzador de la nave

Candalides dedicado a Candalio uno de los hijos de Helio, cómplice del asesinato de su hermano Tenagetes por lo que tuvo que escapar a Rodas, estableciéndose en Ros.

Candida dedicado a Candido historiador griego del año 409.

Carcharodus del griego καρχαρόδους = de dientes afilados + καρχαλέος = agudo + ὀδούς = diente.

Carterocephalus dedicado a Carteron hijo de Lycaon (rey de la Arcadia).

Carystus del griego καρύσσω = invocar, llamar.

Castalius dedicado a Castalia una fuente que surgió en el Parnaso. Sus aguas inspiraron a los artistas y poetas.

Castnius dedicado a Castanea ciudad de Tesalia en la costa del golfo Termaico.

Catagrama del griego καταγράφω = transcribir.

Catahemia del griego κάθαιμος = sanguíneo.

Catochrysops del griego κάτω = debajo + κρυσός = oro + ὤψ = aspecto.

Catonephele del griego κάτω = debajo + νεφέλε = nubes.

Catophaga del griego κάτω = debajo + φάγος = pegajoso.

Catopsilia del griego κάτω = debajo + ψιλός = peludo.

Cecrops dedicado a Cecrops héroe fabuloso de los atenienses . Hijo del Gea, fue el primer rey de Ática y fundó Atenas.

Celastrina del griego κήλαστρος = planta de las rosaceas.

Ceratinia del griego κεράτινος = de cuero.

Cethosia del griego κῆτος = aflicción.

Charaxes del griego χάραξ = apoyo de estaca.

Charis del griego χάρις = placer, delicia.

Chazara del griego χάξω = separada.

Chionobas del griego χιών = blanco de nieve + βαίνω = avanzar.

Chlorisses dedicado a Chloris diosa de las flores + σμς = polilla.

Cinclidea del griego κύκλος = círculo + ἰδέα = parecido.

Cistineura del griego κύστις = vejiga + νεῦρον = nervio.

Cleosiris del griego κλέος = fama + σειρίς = línea.

Clossiana, dedicado a Closson músico belga del siglo XIX.

Clothilda dedicado a Clotho una de las parcas.

Clytis dedicado a Clytia hija del océano y Tetis. Amante de Apolo ,que la rechazo y ella desesperada murió de inanición.

Cobalus del griego κόβαλος = engañado.

Coca del griego κοέω = muy sensible.

Coeliades del griego κοιλία − contra el viento

Coenonympha del griego κοινός = común + νύμφη = ninfa de las aguas.

 Colaenis del griego κόλα = vientre + αἶνος = formidable.

Colias dedicado a Colias sobrenombre de la ciudad de Aricia, en el Lacio, cerca de Roma y famosa por el culto a Diana.

Colotis del griego κόλος = incompleta + οὖς = oído.

Colpodae del griego κόλπος = con curvas sinuosas

Corybantes dedicado a Corebo, hijo de Migdon y Anaximenes. Luchó en la Guerra de Troya y fue muerto por Peneleo.

Crastia del griego κράστις = pradera de hierba.

Crenis del griego κρήνη = fuente.

Cressida del griego κρήσσα = mujer de la isla de Creta + εἶδος = de aspecto

Cupido dedicado a Cupido nombre romano de Eros, dios del amor.

 Curetis dedicado a los curetes, sacerdotes de la diosa Rhea a quien confió a su hijo Zeus para que Saturno su padre no lo devorara.

Cyaniris del griego κυάνεος = azul oscuro + ἶρις = arco iris.

Cybdelis del griego κύβδα = humillado.

Cyclirius del griego κύκλος = círculo

Cyclopides dedicado a los ciclopes, gigantes monstruosos que solo tenían un ojo en la mitad de su frente + del griego εἶδος = similar.

Cycnus del griego κύχνος = cisne.

Cyllo del griego κυλλός = lisiado, deforme.

Cynthia, dedicado a Cynthia epíteto de Diana, diosa de la caza, hija de Zeus y Letho diosa de la caza y hermana de Apolo.

Cyrestis dedicado a Ciro rey de Persia + ἐσθής = vestido.

Dama from the Latin *dama* = cervido pequeño.

Danaus dedicado a Danae hija de Acrisius rey de Argus a quien un oráculo predijo que moriría de la mano de su nieto. Por esta razón la confinaba en una torre de bronce donde Zeus la sedujo en forma de lluvia dorada y de esta unión nació Perseo.

Danis del griego δαννος = muy seco.

Delias dedicado a Delias sobrenombre de Diana.

Diadema del griego διάδεμα = diadema.

Dione dedicado a Dione diosa hija de Urano y Gea (o de Urano y Tetis según otra versión). Casada con Tantalo (un rico rey, hijo de Zeus y padre de Pelops). Fue madre de Niobe y Penelope.

Diophtalma del griego δίς = tdos + ὀφταλμος = ojos.

Diorina del griego δίορος = diferente.

Dira del griego δειρή = cuello.

Discophora del griego δίσκος = disco + φορέω = trasportar.

Dismorphia del griego δίς = dos + μορφή = aspecto similar .

Diurna del latín *diurna* = de día.

Dorilis dedicado a Doris hija del Océano y Tetis; esposa de su hermano Nereus dios del mar y madre de las Nereidas.

Doxocopa del griego δόξα = opinión + κώπη = remos.

Drussilia dedicado a Drusso, tribuno romano del siglo II a.C.

Dryades dedicado a Dryads, ninfa de los bosques, que vivía en los árboles a los se confiaba su vida.

Dyctis del griego δίς = dos + κτείς = peine.

Dynamina del griego δινάμενος = potente.

Earina del griego ἐαρινός = primavera

Elphinstonia dedicado a Elfinstone, almirante inglés del siglo 18.

Elymnias del griego ἔλυμης = vómito, del griego ἔμετος = vomitar.

Enantia del griego ἐναντίος = oponente.

Endymion dedicado a Endymion hijo de Etlio y Callice, nieto de Zeus. Personificación del sueño. La diosa Selene (la luna) se enamoró de él y tuvieron 50 hijas y un niño (Etolo).

Entheus del griego ἐν = en + θεός = dios.

Epargyreus del griego ἐπί = encima + αγύρεος = de plata.

Epigea del griego ἐπί = encima + γῆ = la tierra.

Equilates from the latín *eques* = jinete.

Erebia dedicado a Erebus hijo del Caos. Evoca la oscuridad

Eresia del griego ἐρεσία = remar.

Ergolis del griego ἔργον = trabajo + ὅλος = todo.

Eriboea dedicado a Eride diosa hija de Nictea (la noche) y hermana de Ares, dios de la guerra. Personifica la discordia.

Erina del griego ἔριον = lana.

Eronia del griego ἐρόεις = amable.

Erynnis dedicado a Erynnia mujer de Callirroe, mitad ninfa y mitad serpiente.

Erythia dedicado a Eritheia isla mítica asociada a Hércules y su viaje a España.

Esoptria del griego ἔσοπτρον = espejo.

Espionidas de la *espionia* latina = tipo de vid + del griego εἶδος = de forma similar.

Estrimonidia dedicado a Estrimon, un dios ese río, en Tracia. Hijo del Océano y Tetis.

Estrymonidia procedente de Estrimon , rio de Macedonia cerca de Tracia.

Eubagis del griego εὖ = bien+ βάζω = hablar.

Eucheira del griego εὖ = bien + χείρ = mano.

Euchloe del griego εὔκλεια = fama, buen nombre, de ἔυ = bien + κλέω = ser famoso.

Eudamus del griego εὖ = bien + δᾶμος = población de una ciudad.

Eugonia del griego εὖ = bien + γωνία = ángulo.

Eumaeus dedicado a Eumaeus fiel siervo de Odiseo y uno de los caudillos que intervino en la guerra de Troya siendo uno de los jefes de esa contienda.

Eumedonia del griego εὐμενής = amable, generoso. De ἔυ = bien + μέδω = proteger.

Eumenis del griego εὐμενής = benevolente.

Eunice dedicado a Eunice ninfa marina, esposa de Nereo.

Eupalamides del griego εὖ = bien + παλάμη = mano.

Euphaedra del griego εὖ = bien. bueno + φαιδρός = luminoso, sereno, alegre.

Euphoeades del griego εὖ = bien, bueno + φωίς = tostado por el sol.

Euphydryas del griego εὐφυής = vigoroso + Dryas ninfa de los bosques. Del griego δρῦς = encina (*Quercus ilex*).

Euploea del griego εὖ = bien, bueno + πλοῖον = navío.

Euptychia del griego εὖ = bien, bueno + πτυχή = doblar.

Eurema del griego ἔυρημα = descubrimiento.

Euribia dedicado a Euribio, uno de los Titanes, hijo de Urano y Gea.

Euritela del griego εὐρυς = ancho + τελός = final.

Eurmus del griego εὖ = bien, bueno + ῥύμη = impulso veloz.

Euselasia del griego εὖ = bien, bueno + σέλας = luz.

Euterpe dedicado a Euterpe musa de la música.

Euthalia del griego εὐθαλής = floreciente.

Euxantha del griego εὖ = bien, bueno + ξανθός = amarillo.

Evenus del griego εὖ = bueno + ἡνία = rienda.

Everes del griego εὐήρης = gobernable.

Fabriciana dedicado a Cayo Fabricius, general romano del siglo III d.C., apodado Luscinus, célebre por su por su pobreza e indiferencia a la riqueza.

Fasis del griego φάσις = aconsejar, noticias.

Faunis dedicado a Fauno uno de los viejos dioses romanos. Identificado con el dios Pan de los griegos.

Festiva from the Latin *festiva* = festival alegre.

Ficioides del griego φῦκιον = algas + εἶδος = de forma similar.

Filosfasis del griego φύλλον = hoja + φάσις = apariencia.

Freyeria dedicado a Freyer un naturalista alemán del XIX.

Ganoris del griego γάνος = esplendor+ ῥίς = nariz.

Gegenes del griego γηγενής = terraqueo, nacido de la tierra.

Gemmati del latin *gemma* = gema, piedra preciosa.

Gerydus del griego γέρυς = viejo, de edad avanzada.

Glaucopsyche del griego γλαυκός = verde claro + ψυχή = espíritu del alma.

Gonepteryx del griego γωνία = ángulo+ πτέρυξ = ala

Hamearis del griego ἅμα = juntos + ἔαρ = primavera.

Heliconius dedicado a Helicon, la montaña donde vivían las musas.

Helicopis del griego ἕλιξ = helice + ὅμις = de forma similar.

Helioconides de *Heliconios*. un género de lepidópteros + εἶδος = similar.

Hemerocharis del griego ἐμέρα = día + χάρις = gracia feliz.

Hemiargus del griego ἡμι- = mitad + *Argus* un género de Lepidoptera.

Heodes del griego ἕως = amanecer, aurora + εἶδος = de aspecto similar

Heraclides dedicado a Heracles ,hijo de Zeus y Alcmene (esposa de Amfitrion rey de Tebas). Zeus se metamorfoseó en su marido para poseerla y Alcmene tuvo dos hijos Heracles e Ificlides, hijos de Zeus y Anphitryon. Heracles fue amamantado por Hera y se casó con Megara, pero inducido por Hera, mató a todos sus hijos. Para ser purificado Apolo le mando doce trabajos.

Hesperia del griego ἑσπέρα = occidente.

Hestia del griego ἑστια = bracero, chimenea.

Heteropterus del griego ἕτερος = diferente + πτερόν = ala.

Hipophilla del griego ὑπό = debajo + φύλλον = hoja.

Hipparchia del griego ἵππος = caballo + ἀργής = brillante, radiante.

Historis del griego ἵστορ = experto.

Hymenitis del griego ὑμηυν = membranáceo.

Hypati del griego ὕπατος = el extremo más alto o el último.

Hyphilaria del griego ὑπό = debajo + ἱλαρός = jovial.

Hypnia del griego ὕπνος = dormir.

Hypolimnas del griego ὑπό = debajo + λιμνάς = swamp flooded place.

Hyponephele del griego ὑπό = under + νεφέλη = nube.

Hyreus dedicado a Hyrieo hijo de Neptuno y Atalanta y padre de Orión.

Idea del griego ἰδέα = de aspecto similar.

Iliades del griego ἰλίας = lomo.

Inachis dedicado a Inachus, dios-río de Argolis. Hijo se Océano yTetis y legendaio
    rey de Argos.

Involutae from the Latin *involutus* = envuelto.

Iolana dedicado a Iole esposa de Euritos, rey de Oechalia. Su padre la ofreció al
    mejor arquero, Heracles, causando los celos de su esposo.

Iphias del griego ἴφιος = robusto.

Iphiclides dedicado a Iphiclides uno de los Argonautas, rápido correo, hermano de
    Heracles,

Ismene dedicado a Ismene hija de Edipo y Jocastra.

Issoria del griego ἴσος = igual + σωρός = pila.

Ithobalus del griego ἰθύς = correcto+ βάλλω = lastimar para lanzar.

Ithonia del griego ἰθύς = correcto + ὦμος = brazo.

Jasia del griego ἰασις = cura.

Junonia dedicado a Juno una antigua diosa romana, esposa de Júpiter.

Kirinia procedente de Kirinia (= Guirin), provincia sureña de Manchuria.

Kretania procedente de la isla de Creta.

Laertiades dedicado a Laertes padre de Odiseo.

Lampides del griego λάνπη = espuma + εἶδος = de similar aspecto.

Lasiommata del griego λάσιος = peludo + ὄμμα = ojos.

Leptidea del griego λεπτός = delgado + ἰδέα = parecido.

Leptotes del griego λεπτός = delgado.

Libythea del griego λίβυς = Libia + θέα = aspecto de diosa.

Limenitis dedicado a Limenitis, sobrenombre de Venus. Del griego λιμήν = puerto de
refugio.

Lycaeides del griego λύκος = lobo + εἶδος = parecido.

Lycaena del griego λύκαινα = loba.

Lycia dedicado a Lycia, reino del Asia menor, donde Preto, el rey de Tirinto, envió a
Bellerophon sobre su caballo alado Pegaso.

Lysandra dedicado a Lysandro. general espartano del año 395 a.C.

Maculinea from the Latin *macula* = mancha puntual + *linea* = trazo.

Maniola del latín diminutivo de *mania* = pequeña manía.

Marica dedicado a Marica ninfa romana, madre de Latino, que dio a luz a Fauno.

Marpesia procedente de Marpeso, montaña de la isla de Paros famosa por sus
mármoles-

Mechanitis del griego μηκανητικός = mecánico.

Megalura del griego μέγας = grande + οὐρά = cola.

Megamede dedicado a Megamede, esposa de Thespis hija de Arneo y madre de los
cincuenta Hespiades.

Megisto del griego μέγιστος = máximo.

Melampias del griego μέλας = negro oscuro + λαμπάς = lámpara.

Melanargia del griego μέλας = negro + dedicado a una argira hija de Adrastus y
Anfitea.

Melania del griego μελανία = negrura, con manchas oscuras o nubes.

Melanitis del griego μελανία = negrura, con manchas oscuras o nubes.

Meleageria es una dedicación a Meleager, cazador del mítico jabalí.

Melinaea del griego μέλι = miel + ναίω = para habitar, para vivir.

Melitaea dedicado aMelita, hija de Nereo y Doris.

Memphis, dedicado a Memphis una famosa ciudad egipcia que se encuentra a 20 km al sur de El Cairo.

Menelaides dedicdo a Menelao, rey de Esparta, hijo de Atreus, y hermano menor de Agamenón y marido de Helena. Participó en la guerra de Troya.

Mesoacidalia del griego μέσος = entre + *Acidalia* = un género de Lepidoptera.

Mesosemia del griego μέσος = entre + σῆμα = signo.

Metamorfosis del griego μετά = entre + μορφή = forma.

Migonitis del griego μίγυνμι = con buena razón.

Miletus dedicado Mileto, ciudad de Asia menor fundada por los cretenses antes de la guerra de Troya.

Mimetra del griego μιμητής = imitador.

Minois dedicada al rey Minos, de Creta, hijo de Zeus y Europa.

Mithras dedicado al dios persa Mitra, asociado con el sol y el fuego.

Moera, dedicado al perro Moeres, de Ícaro, que atrajo la atención de Ifigenia con sus ladridos y la llevó al lugar donde su padre había sido enterrado.

Morfho dedicado a Morfeo dios del sueño, hijo del Sueño y la Noche.

Murtia dedicado a Murtia, epíteto de Venus, a quien se consagró el mirto.

Mylothris del griego μυλωθρις = piedra de molino.

Mynes del griego μύνη = justificación o excusa.

Myrina del griego μυρίνη = mirto.

Myscelus del griego μῦς = ratón + κηλίς = mancha puntiforme.

Najadcs dedicado a Nais, ninfa del Mar Rojo que fue metamorfoseada en un pez por Apolo. A su vez transformó en peces a todos aquellos que la visitaron y obtuvieron sus favores.

Neohipparchia del griego νέος = nuevo + *Hipparchia* un género de lepidópteros.

Neptis dedicada a la diosa egipcia Neptis, hermana de Osiris, Isis y Sep. Una concubina de Osiris dio a luz a Anubis. Está asociada con la oscuridad después de los ritos funerarios.

Nereides dedicado a las ninfas marinas las Nereidas, protectoras de los mares.

Nerias dedicada al dios marino Nerias, hijo de Océano y Gea, marido de Doris y padre de las Nereidas.

Nessaea del griego νῆσσα = pato.

Nestorides dedicado al hijo menor de Cloris y Nereo. El único que sobrevivió a la matanza de Hércules. Participó en la Guerra de Troya + del griego εἶδος = aspecto de forma similar.

Nobilia del latín *nobilis* = celebrado, famoso.

Nordmannia dedicada al naturalista ruso Alex von Nordmann ,del siglo XIX.

Nymphalis dedicado a las ninfas, hijas de Zeus. Personificaban la fecundidad de la tierra.

Ochlodes del griego ὀχλώδης = tumultuoso.

Oeneis del griego οἶνος = viñedo.

Oenomaeus dedicado a Oenomao rey de Pisa, que se enamoró de su hija Hippodamia, quien inventó un complot contra su padre para que muriera en una competición de carruajes para luego casarse con Penelopeo.

Oleria del griego ὀλεόν = podrido, pretencioso.

Optilete dedicado a Optiles, epíteto de de Palas Atenea.

Oreades de *Oreas* un género de Lepidoptera + εἶδος = de aspecto similar.

Oreas del griego ὄρειος = montañoso.

Orfeides dedicado a Orfeo, hijo de la ninfa Calliope y del rey Eagro de Tracia. Un músico que lo escuchó estaba encantado por los sonidos que hacía. Fue inventor de la cítara. Participó en la expedición de los Argonautas + del griego εἶδος = de forma similar.

Ornithoptera del griego ὄρνις = pájaro + πτερόν = ala.

Oxilides del griego ὀξύς = afilado + εἶδος = de forma similar.

Paleochrysophanus del griego παλαιός = viejo + χρυσός = oro, dorado + φαίνω = hacer brillante.

Palla dedicad a Pales, un mítico gigante. Del griego πάλλω = agitar fuertemente.

Pandemos del griego πᾶν = todo + δῆμος = pueblo.

Pandora dedicada a Pandora, la primera mujer (etimológicamente, la que tiene todos los dones). Abrió una caja prohibida y todos los males se distribuyeron por toda la tierra. y sólo la esperanza se mantuvo en los bordes de la caja.

Panopeopea dedicado a Panopea. ninfa marina hija de Nereo y Doris.

Panphila del griego πᾶν = todo + φίλος = amigo.

Pantiades del griego πᾶν = todo + θειάζω = para profetizar para practicar la adivinación.

Pantoporia del griego πᾶν = todo + πορεία = camino a pie

Papilio del latín *papilio* = mariposa.

Paramimus del griego παρά = junto a + μῖμος = pantomima.

Pararge del griego παρά = junto a + ἀρχή = origen inicial.

Parides del griego παρείδω = dejar de preocuparse.

Parnasius dedicado a la montaña Parnassus de Focide donde vivían las Musas.

Parthenos dedicado a Parthenos epíteto d Atenea. Del griego παρθένος = virgen.

Peleus dedicado a Peleus.. hijo de Zeus y la ninfa Aegina ,famosa por su justicia en la tierra y después de su muerte fue uno de los tres jueces del Hades.

Pendulae del latín *pendulus* = algo pendiente, inseguro.

Peplia del griego πέπλος = vestido, manto griego.

Pepliphorus del griego πέπλος = vestido, manto griego + φορέω = para llevar.

Peridromia del griego περίδρομος = que corre alrededor.

Perrhybris del griego περί = alrededor de, arriba + ὕβρις = arrogancia.

Peudochazara del griego ψευδής = falso + *Chazara* un género de Lepidoptera.

Phaedra del griego φαιδρος = radiante.

Phalerati from the Latin *phalera* = Falera, puerto de Attica.

Phanessa del griego φανή = claridad, esplendor.

Phemiades del griego φημίσω = para divulgar.

Philotes dedicada a Pilotes hija de Nix y hermana de Eris. Del griego φιλότης = amistad.

Phlebodes del griego φλεβωδης = con venas.

Phocides dedicado a Píxides que curó a Antíope de su locura y más tarde se casó con ella.

Phorcis dedicado a Phorcys, hijo de Pan y Gea.

Pieris dedicado a Pîeria el lugar de origen de las Musas.

Pithecops del griego πίθηξ = simio + ὤψ = de forma similar.

Plebejus del latín *plebeius* = de la población.

Plebicula del plebe diminutivo latino = pequeña población.

Polidoro es el hijo menor de Priam. Según Homero fue muerto por Aquiles;pero en otras fuentes fue Polymestor quien lo mató.

Polygonia del griego πολύς = mucho + γωνία = ángulo.

Polyommatus del griego πολύς = mucho + ὄμματτα = ojos.

Polystichtis del griego πολύς = mucho + στικτός = salpicado de puntos.

Pontia del griego πόντιος = desde el mar. Del griego πόντος = mar.

Potamides dedicado a Potamia, un apodo de Artemisa como "dama de los ríos". Del griego ποταμός = río.

Precis de los *preces* latinos = oraciones.

Prepona del griego πρέπον = decorada, adornada.

Primides fue el último rey de Troya, hijo de Laomedon muerto por Hércules por rechazar la recompensa prometida por salvar a Hesiodo y esposo de Hecuba, padre de Héctor, Paris, Helena, Deifobus, Polidoras, Troilus, Creúsa, Casandra y Polixena.

Proclossiana del griego πρό = antes + *Clossiana* un género de Lepidoptera.

Proteides dedicado a Proteus, divinidad marina + εἶδος = de forma similar.

Protogonius del griego πρῶτος = primero, el primero + γένος = linaje de origen.

Pseudoaricia del griego ψευδής = falso + *Aricia* un género de Lepidoptera.

Pseudofilias del griego ψευδής = falso + *Philotes* un género de Lepidoptera.

Pseudotergumia del griego ψευδής = falso + *Tergumia* una estructura paragenital.

Pterurus del griego πτερόν = ala + οὖρα = cola.

Pyrgus del griego πύργος = fortificación, torre.

Pyrogyra del griego πυρρός = del color del fuego + γυρός = anillo de rotación. de giro.

Pyronia del griego πυρόν = incendiario. Del griego πῦρ = fuego.,

Pyrrhopyge del griego πυρρός = el color del fuego, + πυγη = base del ano.

Pythomides del griego πύθον = adivino + εἶδος = de aspecto similar.

Quercusia del latín *quercus* = de la encina (*Quercus ilex*)

Rhetus del griego ῥητός = interpretación de las e frases emitidas por el oráculo.

Romaleosoma del griego ῥωμαλέος = fuerte robusto + σῶπα = cuerpo.

Rurales de latín *ruralis* = rural, del país.

rycina dedicado a Ericina, sobrenombre de Venus.

Sais dedicado a una ciudad del antiguo bajo Egipto. famosa por el culto a Minerva.

Salamis procedente de Salamis, una ciudad de Chipre que fue fundada por un hijo de Telamón.

Satyri dedicado a los sátiros, seres mitológicos medio hombre y medio caballo. Hijos
de Hermes e Ifithia.

Satyrus dedicado a los sátiros, seres mitológicos medio hombre y medio caballo. Eran
pequeños dioses de la comitiva de Dionisio.

Schoenis del griego σχοῖνος = cable , cuerda de ajetreo.

Scolitantides del griego σκολιός = doblado, curvo + ἄνθος = flor. Del griego
Scopts derivdo de σκώπτω = para burlarse del ridículo.

Semidiurna del latín *semi* = mitad + *diurno* = diurno.

Sicyonia procedente de la ciudad de Sycion de Acaya.

Siderone del griego σιδήρεος = ferroso, de hierro.

Simuethus del griego σιμός = contundente + ἔθος = de carácter personalizado.

Spialia del griego σπίλος = mancha.

Spionides del latín *spionia* = una especie de vid + del griego εἶδος = similar.

Stalachtis del griego σταλαγμός = estalactita.

Steropes del griego στεροπή = resplandor, relámpago.

Strimonidia dedicado a Estrymón, antiguo dios-río de Tracia, hijo de Océano y Tetis.

Strymon dedicado a Estrimón antiguo río Tracia, hijo de Océano y Tetis.

Sunias dedicado a Sunion, cabo d Atenas donde se adoraba a Poseidón.

Symbrenthia del griego σύν = simultáneamente, juntos + βρενθος = arrogancia.

Symeta del griego σύν = simultáneamente, juntos + ἦθος = hábito, costumbres.

Symmachia del griego συμμαχία = alianza.

Symphaedra del griego σύν = simultáneamente ,juntos + φαιδρός = radiante,
brillante.

Synargis, suvn del griego = simultáneamente, juntos + ἀργός = brillante, que brilla.

Synchloe del griego σύν = simultáneamente, juntos + χλόη = hierba.

Syngea del griego σύν = simultáneamente, juntos + γῆ = tierra.

Syntarucus del griego σύν = simultáneamente, juntos + *Tarucus* un género de Lepidoptera.

Syrichtus del griego συρίτης = silbato.

Syrmatia del griego συρμαία = rábano silvestre, planta purgativa.

Tagiades del griego ταγεία = sede de la autoridad + εἶδος = de forma similar.

Tamiris dedicado a Tamiris, músico de Tracia asociado con el mito de Hyacinth

Tarucus procedente de Taruco un pueblo de la provincia de Sevilla (España).

Teinopalpus del griego τείνω = para extenderse + del latín *palpus* = palpos.

Telchinia del griego τελχίν = malicioso.

 Telegonus del griego τελός = final, distante + γονία = ángulo.

Telesto del griego τελέστον = acabado, terminado.

Tememis del griego τεμενος = bosque sagrado.

Teracolus del griego τέρας = milagro + κόλος = mutilado, truncado.

Terias dedicado aTereus rey de Tracia que estaba casado con Progne, y que violó a Philomena (hija de Pandion, rey de Atenas y hermana de Progne).

Terinos del griego θπρ = animal salvaje, latinizado en diminutivo.

Testias dedicado a Testio rey de Etolia, padre de Leda y abuelo de Castor y Pólux, Helena y Climnestra.

Tetrapodes del griego τέσσαρες = cuatro + πούς = pies.

Thais dedicado aThais famoso cortesano griego del siglo IV A.C. que acompañó a Alexandro Magno en sus campañas en Asia.

Thanaos del griego θανατος = muerte.

Tharops del griego θάρος = valor, coraje + ὤψ = de aspecto similar.

Thaumanthis del griego θαυμάζω = para ser admirado, para maravillarse.

Thereus del griego θερεύω = para cazar, para perseguir.

Therites del griego θήρ = bestia salvaje.

Thoas del griego θοός = rápido.

Thymele del griego τυμέλη = altar.

Thymelicus del griego θυμελικός = músico.

Thyridia del griego θυρίδος = pequeño agujero.

Thysonotis del griego θυσανοτός = bordeado de flecos.

Tigridia del griego τίγρις = tigre + ἰδέα = aspecto similar.

Timazol del griego τυμέλη = altar.

Tisiphone dedicado a Tesifone una de las Furias, personificación de la venganza por homicidio.

Tmolus dedicado a Tmolo dios de la montaña donde tuvo lugar la disputa entre Pan y Apolo sobre la primacía de la flauta o de la lira y donde el rey Midas fue castigado y sus orejas se transformaron en orejas de burro.

Tomares deriva de Tomares un pueblo de la provincia de Sevilla (España).

Tomillo del griego τυμέλη = altar.

Trapecios del griego τραπξεύς = parásito.

Trepsichroris del griego τρέπω = para cambiar + χρόμα = del color del cuero.

Triopades del griego τρίς = tres veces + ὀπαδός = socio.

Troes dedicado a Troes rey de Frigia, hijo de Erichtonius y Antioquía y nieto de Dárdanas. Se casó con Callirroe. Padre de Asáracas y Ganimedes. Su nombre era el origen del nombre de Troya.

Turanana procedente de Turania una región de Asia Central.

Urbicolae del latín *urbis* genitivo de *urbs* = de la ciudad.

Vacciniina del latín diminutivo de *vaccina* = arándano.

Vanessa ¿dedicado a los Vanes habitantes del río Tamais, socios de Odín en la mitología escandinava?.

Xanthidia del griego ζανθός = amarillo + ἰδέα = aspecto similar.

Yphthima del griego ἴφθιμος = fuerte.

Zaretis del griego ζα = mucho + ἀρετή = virtud.

Zecius del griego ζέσις = hierve, de ζέω = hervir.

Zegris dedicado a los Cegríes una célebre familia del reino musulmán de Granada (España) rival de los Abencerrajes.

Zemeros del griego σήμερον = hoy.

Zeonia del griego ζέω = hervir para cocinar.

Zephirus del griego ζέφυρος = viento del oeste.

Zerene del griego ξεραίνω = secar.

Zeritis del griego ζηρότης = árida, reseca.

Zerynthia dedicado a Zerintiio heresiarca judío del año 88 d.C. Fue expulsado de la Iglesia por los diez apóstoles. Era un enemigo feroz de San Pablo.

Zetidis del griego ζητέω = para buscar.

1.18.2.- Mariposas nocturnas (Noctuidea).

Abrastola del griego ἁβρός = lindo, gracioso + στολή = traje, vestido.

Acacallies dedicada a Ἀκακαλίς ninfa muy amada de Apolo, de quien tuvo un hijo llamado Filandro y una hija, Filacis. Ambos fueron amamantados por una cabra. del griego ἄκακος = bondadoso, cándido.

Achaea del griego Ἀχαῖα = Acaya, tierra de los aqueos (griegos), según Homero.

Achatia, del griego ἀχατίς = la tierra de los aqueos.

Aletia del griego ἀλήτης = vagabundo, errante.

Allotria del griego ἀλλότριος = extranjero, ajeno, hostil.

Amphipyrae del griego ἀμφι = alrededor de + πυρά = pira, hoguera.

Amphipyrides del griego ἀμφι = alrededor de + πυρά = pira, hoguera + οἴδες = similar.

Amphipyridis del griego ἀμφι = alrededor de + πυρά = pira, hoguera + οἴδες = similar.

Amphripyra del griego ἀμφι = alrededor de + πυρά = pira, hoguera.

Anarta del griego ἀναρτάω = colgar.

Anchocelis del griego ἄχω = yo llevo + κηλίς = mancha.

Anomis del griego α = sin + ὦμος = hombro, húmero.

Anopia del griego α = sin + ὄφις = serpiente, hipócrita.

Antaea del griego ἀνταῖος = de frente, adversario.

Argyritis del griego ἄργιρος = plata.

Argyrosticta del griego ἄργιρος = plata + στικτός = moteado.

Argyrostris del griego ἄργιρος = plata + στρωτος (adjetivo verbal de στρώννυμι) =
  cubierto.

Ascalaphae del griego ἄσκακος = rugoso, áspero + ἀφή = tacto.

Asema del griego ἄσημος = desconocido, sin señal.

Asteroscopus del griego ἀστήρ = estrella, astro + σκοπος = observador, vigía,
  vigilante, mensajero.

Asticta del griego ἄστικτος = sin puntos, sin tatuajes.

Astiotes del griego ἀστεριοτής = urbanidad, trato cortés.

Athemia del griego α = sin + τεθμός = regla, norma.

Athetis del griego αθετέω = yo me desentiendo, yo desatiendo a alguien.

Athypha del griego ἄτυφος = moderado, discreto, modesto.

Athyrma del griego ἄθυρμα = deleite, goce.

Athysamia del griego α = sin + θύσανος = fimbria, fleco.

Atomoptera del griego αὐτος = idéntico, igual + τομή = incisión, corte + πτερόν =
  ala.

Auchmis del griego αὐχμός = sequedad, mugre.

Autographa del griego αὐτός = idéntico, igual + γραφή = dibujo.

Autophila del griego αὐτός = idéntico, igual + φιλή = amiga, amante.

Axia del griego ἀξία = valor, dignidad, categoría.

Axilia del griego α= sin + ξύλον = madera, leño.

Barathra del griego βάραθρον = abismo, sima.

Bendis dedicada a Βένδις (Bendis), diosa lunar de los tracios, asimilada a Artemisa, Ecate y Proserpina. Tenía por atributo dos lanzas.

Blepharonica del griego βλέφαρον = párpado.

Blosyris del griego βλοσύρος = terrible, espantoso, imponente.

Bombicinae del griego βόμβος = ruido sordo, zumbido.

Bombicoides del griego βόμβος = ruido sordo, zumbido + οίδες = similar.

Brachionycha del griego βραχύς = corto + ὄνυξ = uña, garra.

Brepha del griego βρέφος = cría, recién nacido.

Brephiae del griego βρέφος = cría, recién nacido.

Brithia del griego βριθύς = pesado, grave.

Brithys del griego βριθύς = pesado, grave.

Brosees del griego βρῶσις = alimento, comida.

Brotis del griego βρωτις = mujer voraz.

Bryophila del griego βρύον = musgo + φίλος = amigo.

Catoxanthia del griego κάτω = debajo, abajo + ξανθός = amarillo.

Celaena del griego κελαινός = negro, oscuro, sombrío.

Celsia ¿dedicada a Aurelio Cornelio Celcius, sabio romano del siglo I?.

Cerapteryx del griego κέρας = cuerno + τρέρυξ = ala.

Cerastes del griego κεράστης = cornudo, con cuerno.

Cercopacha del griego κέρας = cuerno + παχύς = espeso, grueso, fuerte.

Cerma del griego κέρμα = moneda, dinero suelto.

Cerocala del griego κέρας = cuerno + κάλλος = hermosura, belleza.

Chalciope dedicada a Χαλκιόν = Calciope, hija deHécate, esposa de Prixe y madre de Argos.

Chamina del griego κάμινος = horno, hornillo, fuego.

Charaeas del griego χάρις = gracia, encanto, hermosura + αἴη = tierra.

Charelia del griego χάρις = gracia, encanto, hermosura + ἥλιος = sol.

Chariclea del griego χάρις = gracia, encanto, hermosura + κλέος = fama, renombre, gloria.

Chariptea del griego χαρίεις = gracioso, amable, agradable + πτερόν = ala.

Charissa del griego χάρις = gracia, encanto, hermosura.

Chera del griego χήρα = viuda.

Chersotis del griego χέρσος = improductivo, baldío + οὖς = orejuela.

Choridea del griego χλωρός = pálido + ἰδέα = aspecto.

Chrysodeixis del griego κρυσός = dorado, áureo + ἀσπίς = escudo.

Cirrhia del griego κιῤῥός = amarillo.

Cirrhoedia del griego κιῤῥοιδής = amarillento.

Citria del griego κιτρία = amarillo limón.

Cleoceris del griego κλέος = fama + κέρας = cuerno.

Cloantha del griego χλόη = césped, hierba naciente + ἄνθος = flor.

Clytia dedicada a Κλυτίη = Clitia, hija del Océano, que fue metamorfoseada en heliotropo en castigo de haber revelado a su rival Leucotea los nuevos amores de Apolo. Esta revelación se debió a su deseo de vengarse de ese dios, su amante, que la había abandonado por otra.

Cocytius dedicada a Cocito, uno de los ríos del infierno que rodeaba al Tártaro con sus amargas aguas. Estaba formado por las lágrimas de los culpables. Por sus orillas vagaban, durante cien años, las almas de los que no habían sido enterados.

Coenipetga del griego κοινός = común a varios + πέτομαι = volar, revolotear.

Colocasia del griego κολοκαία = *Colocasia sculentum*, planta del género *Arvidea*, cuyos frutos son bayas cubiertas por el tubo de la espata. Tiene semillas pequeñas y oblongas. Se denomina también "haba de Egipto". Una especie oriental de este género, denominada Taro, es alimento básico en Oceanía.

Cometa del latín *cometes* = cometa.

Conistra del griego κονιστρα = polvo.

Corisce del griego κορίσκη = muchacha.

Coronis dedicada a Coronis, hija de Foroneo, rey de la Fócida. Fue metamorfoseada en corneja por Minerva, cuando huía perseguida por Neptuno. Del griego κορώνις = corneja, chova.

Corycia del griego κόρυκος = saco pequeño.

Cosmia del griego κόσμιος = ordenado, prudente, modesto.

Cosmiae del griego κόσμιος = ordenado, prudente, modesto.

Crino dedicada a Κρινώ Crino, una de las Danaidas. De κρινόν = lirio.

Crymodes del griego κρυμώδης = glacial.

Cryphia del griego κρύφιος = oculto, clandestino.

Crysoptera del griego κρυσός = dorado + πτερόν = ala.

Cucullia del latín *cuculla* = capucha.

Cuphanoa del griego κοῦφος = ligero, poco pesado + νόος = inteligencia, espíritu, mente.

Cuphonoae del griego κοῦφος = ligero, poco pesado.

Cyclopis del griego κύκλος = círculo + ὤψ = aspecto.

Cyligramma del griego κύλα = rodada, huella + γράμμα = signo escrito, dibujo, pintura.

Cymatophora del griego κῦμα = ola, onda + φορός = portador [de φορέω = yo llevo de un lado a otro, yo transporto.

Dasycampa del griego δασύς = denso, espeso, peludo + κάμπη = oruga.

Demas dedicada a Demas, compañero de S. Pablo, quien lo cita en las cartas a Filemón.

Desmophora del griego δεσμός = atadura, vínculo + φορός = portador [de φορέω = yo llevo de un lado a otro, yo transporto.

Diacrysia del griego διά = entera, totalmente + κρυσός = dorado, áureo.

Dialithis del griego διάλιθος = piedra adornada.

Dianthaecia del griego διανθός = ventoso + οἶκος = casa, vivienda.

Diargia del griego δίαρσις = ironía.

Diataraxia del griego διαταράσσω = perturbar, desconcertar.

Dichonia del griego δίς = dos, doble + χωνεία = infundíbulo. De χώνη = embudo de fundidor, bocina.

Emmelia del griego ἐμμέλεια = armonía, aire de danza solemne y mesurada.

Empura dedicada a ἔμπουσα = espectro que enviaba Hécate, diosa de las tinieblas.

Enargia del griego ἐνάργεια = claridad, evidencia.

Enterioma del griego ἐντεριών = interior, más adentro.

Ephemis del griego ἔφημαι = estar sobre algo.

Ephesia dedicada a Ἐφεσια (Efesia), festival sacro dedicada a Diana, en Éfeso.

Epia del griego ἐπί = sobre, encima.

Epilecta del griego ἐπίλεκτος = escogido, selecto.

Epimecia del griego ἐπιμήκης = alargado.

Epipsilia del griego ἐπί = sobre, encima + ψιλός = sin pelo.

Escopelosoma del griego σκόπελος = roca elevada, escollo + σῶμα = cuerpo.

Euderaea del griego εὖ = bien, bueno + δέραιον = collar.

Euglyphia del griego εὖ = bien, bueno + γλύφω = tallar, esculpir.

Eugraphe del griego εὖ = bien, bueno + γραφή = dibujo, pintura.

Eumichtis del griego εὖ = bien, bueno + μιγνυμι = mesclado.

Eunetis del griego εὖ = bien, bueno + νητός = amontonado, tejido.

Euperia del griego εὖ = bien, bueno + περί = en derredor.

Euphaides del griego εὖ = bien, bueno + φαίος = pardo.

Euphasia del griego εὖ = bien, bueno + φάσις = descubrimiento, noticia.

Euplexia del griego εὖ = bien, bueno + πλῆξις = golpe, choque.

Eupsilia del griego εὖ = bien, bueno + ψιλός = sin pelo.

Eurhipia del griego εὖ = bien, bueno + ῥιπίς = abanico, soplillo.

Eurois del griego εὖ = bien, bueno + ῥέω = correr.

Euschesis del griego εὖ = bien, bueno + σχῆνισ = situado.

Eustegenia del griego εὖ = bien, bueno + στενός = estrecho.

Eustrolia del griego εὖ = bien, bueno + στρωτός = cubierto.

Eutactis del griego εὖ = bien, bueno + τακτός = ordenado.

Euthales del griego εὐθαλής = floreciente.

Eutrelia del griego εὖ = bien, bueno + τέλειος = acabado, terminado.

Euxoa del griego εὔξοος= bien pulimentado.

Exacreta del griego ἔξαιτος = escogido, excelente.

Exarnis del griego ἔξαρνος = negador, que niega.

Exophila del griego ἔξω = fuera de + φυλή = tribu.

Georyx del griego γῆ = tierra + ὀρύσσω = cavar, perforar.

Glaea del griego γλοιός = resina.

Glaphyra del griego γλαφυρός = pulido, elegante.

Gleopteris del griego γλήνη = pupila, niña del ojo, muñeca + πτερόν = ala.

Gloiae del griego γλοιός = resina.

Gluphisia del griego γλυφίς = muesca en la parte posterior de la flecha para adaptarla
    al arco en el disparo.

Helicoides del griego ἡλιώδης = parecido al sol.

Heliomanus del griego ἡλιομανής = que se alegra con el sol.

Heliootis del griego ἥλιος = sol + οὖς = oreja.

Heliophila del griego ἥλιος = sol + φιλή = amiga.

Heliophobus del griego ἥλιος = sol + φόβος = temor, terror, huida.

Heliothentes del griego ἡλιοθείς = embellecido o realzado por el sol.

Heliothera del griego ἥλιος = sol + θήρ = fiera, animal selvático.

Heliothides del griego ἡλιοθείς = embellecido o realzado por el sol.

Hemachra del griego αἵμα = sangre + χρόα = color.

Hemeraptena del griego ἐμέρα = día + πτερόν = ala.

Hemeroblemma del griego ἐμέρα = día + βλέμμα = aspecto.

Hemeroplanis del griego ἐμέρα = día + πλάνης = errante, vagabundo.

Hidrelia del griego ὕδρως = agua + ἥλιος = sol.

Hoporina del griego ὀπωρινός = otoñal.

Hyblaea dedicada a Hibla, monte y ciudad antigua de Sicilia.

Hybona del griego ὑβωμα = curvatura.

Hydraecia del griego ὕδρως = agua + οἶκια = casa, vivienda.

Hydrilla del griego ὕδρως = agua + ἵλλος = ojos.

Hyphilariae del griego ὑπό = debajo de + ἱλαρος = alegre, contento.

Hypsorophia del griego ὕψος = altura + ὄροφος = techo.

Ilarus del griego ἱλαρος = alegre, contento.

Ipimorpha del griego ἵπος = ratonera + μορφη = forma.

Ischyla del griego ἰσχύς = fuerza, vigor, fortaleza.

Itonia dedicada a Ἰτώνη = Itona, sobrenombre de Minerva. Del griego ἴτω = 3ª

    persona plural imperfecto de εἶμι = ser, existir, vivir.

Jaspidia del latín *jaspis* = ágata, jaspe.

Jaspiridae del latín *jaspis* = ágata, jaspe + del griego ἰδέα = aspecto.

Jochearea del griego ἰοχέαιρα = arquera, tiradora de flechas.

Jodia del griego ἰοειδής = violácea.

Jonthe, del griego ἰονθάς = barbudo, peludo, hirsuto.

Lampetia dedicada a Λαμπετίν = Lampecia, hija del Sol y de la ninfa Naera, hermana de Faetón. Guardaba en Sicilia los rebaños de su padre cuando desembarcaron Odiseo y sus compañeros, quienes mataron algunas vacas sagradas. Lampecia, con sus imprecaiones, consiguió que se hundiera la nave en que llegaron. Mas tarde, a la muerte de Faetón, fue metamorfoseada en álamo blanco.

Lampra del griego λαμπρός = brillante, reluciente.

Lamprosia del griego λαμπρός = brillante, reluciente.

Lamprosticta del griego λαμπρός = brillante, reluciente + στικτός = punteado.

Lemures dedicada a los Lémures, almas de los muertos (del latín *lemur* = espectro, alma de los muertos).

Leptosia del griego λεπτός = delgado, grácil.

Letis dedicada a Λητώ = Leto o Leteo, río del olvido, situado en el reino de los muertos. Al beber sus aguas las almas olvidaban los acontecimientos pasados.

Leucadia dedicada a Leucadia, una de las islas jónicas, antigua península, cuyo istmo fue cortado por sus habitantes. Tenía un importante templo de Apolo, cerca de un famoso promontorio desde el cual se arrojaban los enamorados para curarse de su pasión (salto de Leucade).

Leucania del griego λευκανία = garganta, fauces, voracidad.

Leucanide del griego λευκανία = garganta, fauces, voracidad + οίδες = similar.

Lithacodia del griego λίταξ = pétreo, de piedra + οίδες = similar.

Lithomona del griego λίθος = piedra + ὁμοῖος = similar a.

Lithophane del griego λίθος = piedra + φανή = fulgor.

marshalli señala procedencia de las islas Marshall, archipiélago de Micronesia.

Melipotes del griego μέλε = miel + ποτός = que se bebe.

Mellinia del latín *mellinia* = bebida aderezada con miel.

Meritis del griego μεριστός = divisible.

Merogona del griego μέρος = parte, pedazo + γῶνος = ángulo.

Meropides del griego μέρος = parte, pedazo + ὄψ = voz, canto.

Metachrostis del griego μέτα = detrás + χρωστόσ = coloreado.

Metaxyga del griego μέταξύ = en medio.

Metria del griego μετριος = de dimensión normal.

Miana del griego μιαίνο = coloreado.

Micra del griego μικρός = pequeño.

Microphisa del griego μικρός = pequeño + φύςα = fuelle, soplo.

Mimetes del griego μιμητής = imitador.

Miseliae del griego μῖσος = odio, aversión + ἥλιος = sol.

Miselidi del griego μῖσος = odio, aversión + οίδες = similar.

Mocis del griego μῶκος = burlón.

Moma del griego μῶμος = censura, reproche.

Monima del griego μόνιμος = constante, estable.

Mormenia dedicada a Mormón, supuesto último profeta de los indios norteamericanos, cuyos hipotéticos escritos dieron origen a la secta de los mormones.

Mormo, dedicada a Mormo, genio femenino con el que se amenazaba a los niños. Se decía mordía a los niños malos y los volvía cojos. Del griego μορμώ = espantajo.

Mycrophysa del griego μικρός = pequeño + φύςα = fuelle, soplo.

Naeia dedicada a Noenia, diosa romana invocada en los funerales y cantos plañideros.

Neuria del griego νευρόν = nervio.

Neuronia del griego νευρόν = nervio.

Noctua del latín *nox* = noche.

Noctuade del latín *nox* = noche + del griego οίδες = similar.

Noctuae del latín *nox* =noche.

Noctuaphalaenidi del latín *nox* = noche + *phalaena* = mariposa nocturna.

Noctuaria del latín *nox* = noche.

Noctuelid, del latín *nox* = noche.

Noctuide del latín *nox* = noche.

Noctuides del latín *nox* = noche.

Noctuina del latín *nox* = noche, en diminutivo.

Noctuobombycini del latín *nox* = noche + griego βόμβυξ = gusano de seda.

Nonagria dedicada a Nonagria, nombre arcaico de la isla de Andros.

Orrhodia del griego ὀῤῥωδία = temor.

Orthosia del griego ὀρθός = derecho, recto.

Orthosidi del griego ὀρθός = derecho, recto.

Orthosiles del griego ὀρθός = derecho, recto.

Othosema del griego οὖς = oreja + σῆμα = señal.

Othreis del griego ὀθρύεις = rugoso, áspero.

Pachetra del griego παχύς = grueso, macizo + ἦτρον = abdomen.

Paectes del griego παικτής = juguetón.

Pais del griego παίς = niño, joven.

*Palimpsestis,*del griego παλίν = de nuevo, una vez más + ψηρτός = terso, elegante.

Panameria del griego πᾶν neutro singular de πᾶς = todo, completo + ἐμέρα = día.

Panchrysia del griego πᾶν = todo, completo + χρυσός = dorado, de oro.

Panolis del griego πᾶν = todo, completo + ὄλλυμι = destruir, aniquilar.

Panthea del griego πᾶν = todo, completo + θέα = aspecto.

Parallelia del griego παράλληλος = paralelo.

Parastirisca del griego παρά = junto a + στικτος = moteado.

Perasia del griego πέρασις = transito, trayecto.

Peridroma del griego περίδρομος = rotación. De περί = alrededor + δρόμος = recorrido.

Periphanes del griego περυφανής = visible en todas partes.

Phacocyma del griego φαιός = pardo, gris + κῦμα = ola, onda.

Phalaenoi del griego φάλαινα = falena, mariposa nocturna de tamaño grande o mediano.

Pharetra del griego φαρέτρα = aljaba, carcaj.

Philopyra del griego φίλος = amiga + πῦρ = fuego.

Phlogophora del griego φλόξ = llama + φορῆος = portador.

Phoberia del griego φοβερός = espantoso, horrible.

Phosphilae del griego φῶς = luz + φιλή = amiga.

Phrictia del griego φρικτός = capaz de erizar el pelo, terrible.

Phycoma del griego φῦκος = alga, planta marina.

Phyllodes del griego φυλλώδης = con aspecto de hoja.

Phytometra del griego φυτόν = planta + μέτρον = medida.

Placodes del griego πλακώδης = plano.

Plastenis del latín *plastes* = que trabaja con barro, alfarero.

Plusia del griego πλούσιος = opulento.

Plusiae del griego πλούσιος = opulento.

Plusides del griego πλούσιος = opulento + οίδες = similar.

Plusidis, del griego πλούσιος = opulento + οίδες = similar.

Poecilia del griego ποικίλος = moteado, de varios colores.

Polia del griego πολιός = grisáceo.

Poliae del griego πολιός = grisáceo.

Poliploca del griego πολύς = mucho, numeroso + πλοκή = conexión, enlace.

Polycrisia del griego πολύς = mucho, numeroso + χρύσος = dorado, de oro.

Polydesma del griego πολύς = mucho, numeroso + δέσμη = haz, manojo.

Polygrammata del griego πολύς = mucho, numeroso + γράμμα = letra, dibujo.

Polymixis del griego πολύς = mucho, numeroso + μῖξυς = mezcla.

Polyphaenis del griego πολύς = mucho, numeroso + φαίνω = alumbrar, hacerse visible.

Porphirinus del griego πορφύρα = púrpura.

Procus del latín *procus* = pretendiente.

Prothymia del griego προθυμία = celo, ardor.

Pseudobombycini del griego ψεῦδος = falso + βόμβυξ = gusano de seda.

Pyrois del griego πυρόεις = igneo, de fuego.

Pyrophila del griego πῦρ = fuego + φιλή = amiga.

Pyrrhia dedicada a Pirra, hija de Epimeteo y Pandora, esposa de Deucalión. Madre del género humano tras el diluvio. Del griego πυῤῥός = ígneo.

Raphia del griego ῥαφή = costura, sutura.

Rhadophana del griego ῥάβδος = vara, palo + φανός = luz, resplandor.

Rhizolita del griego ῥίζα = raíz de una planta + λίθος = piedra, roca.

Rhytia del griego ῥυτίς = arruga, pliegue de la piel.

Rusina del griego ῥούσιος = pelirrojo.

Salacia dedicada a Salacia, diosa marina esposa de Neptuno.

Schinia del griego σχῖνος = lentisco.

Scoliopterix del griego σκολιός = tortuoso, torcido + πτέρυξ = ala.

Scopelus del griego σκόπελος = roca elevada, escollo + ποῦς = pies.

Scotia del griego σκότος = tinieblas, oscuridad.

Scotophila del griego σκότος = tinieblas, oscuridad + φιλή = amiga.

Segeti del latín *seges* = campo.

Semaphora del griego σῆπα = señal + φορός = portador.

Semigeometrae del latín *semi* = mitad + del griego γεωμέτρης = agrimensor.

Semiophora del griego σημία = señal + φορός = portador.

Septis del griego σηπτος= putrefacto.

Sideritis del griego σίδηρος = ferroso + οίδες = similar.

Simyra del griego σιμό= encorvado hacia arriba + ούρα = cola.

Spaelotis del griego σπήλαιον = antro, caverna + οῦς = orejuela.

Speiredomia del griego σπειρηδόν = espiritualmente.

Stilbia del griego στίλβη = esplendor.

Symir, del griego σύν = juntamente, a la vez + ίρα = santuario.

Sympistis del griego σύν = juntamente, a la vez + πίστις = confianza, fe.

Syngrapha del griego σύν = juntamente, a la vez + γραφή = dibujo.

Synthimira del griego σύν = juntamente, a la vez + θυμός = ánimo.

Synthomopus del griego σύντομος = corto, breve + ποῦς = pies

Syrnia del griego σύρνια = buho.

Taeniocampa del griego ταινία = cinta, banda + κάμπη = oruga.

Tarache del griego ταραχή = turbación, agitación.

Telmia del griego τέλμα = marisma, lugar pantanoso.

Tethea del griego τηθή = pájaro.

Thalpophila del griego θάλπος = calor ardiente + φιλή = amiga, amante.

Thermesia del griego θερμός = calor.

Thiatira dedicada a Θυάτειρα (Thyáteira) = Tiatira, ciudad de Lidia, en Asia Menor, hoy Ak-Hissar.

Tholera del griego θολερός = turbulento, perturbador.

Thysanira del griego θύσανος = fimbria.

Toxocampa del griego τόξον = arco + κάμπη = oruga.

Trachea del griego τρεχεῖα femenino de τραχύς = áspero, desigual.

Tribunophorae del griego τρεῖς + βουνός = colina, altura + φορός = transportar.

Trigonophora del griego τρίγονον = triángulo + φορός = transportar.

Triphaena del griego τρίς = tres veces + φορός = transporto + φαίνο = yo alumbro, yo me hago visible.

Triphassa del griego τρίς = tres veces + φάσσα = paloma.

Trissophaes del griego τρισσός = triple + φαίνω = yo doy luz, yo me hago visible.

Trothisa del griego τρωθείς = herido. De τρωτός = vulnerable.

Trypana del griego τρύμανον = taladro, trépano.

Valeria dedicada a Valerio, amigo de Turno, que lucho contra Eneas.

Xanthia del griego ξανθός = amarillento.

Xanthiae del griego ξανθός = amarillento.

Xanthopastis del griego ξανθός = amarillento + παστός = diseminado.

Xanthoptera del griego ξανθός = amarillento + πτερόν = ala.

Xestis del griego ξεστόσ = raspado, alisado, pulido.

Xylaena del griego ξυλόν = leño, madero.

Xylina del griego ξύλινος = de madera.

Xylinide, del griego ξύλινος = de madera + οἴδες = similar.

Xylocamp, del griego ξυλόν = leño, madero + κάμπη = oruga.

Xylophasi, del griego ξυλόν = leño, madero + φάσις = noticia, descubrimiento.

Zenobia del griego ξενός = huésped + βιόω = vivir.

1.18.3.- Mariposas esfíngidos (Sphingidae).

Aellops del griego ἀελλόπος = rápido como el huracán.

Agrius del griego ἄγριος = salvaje, fiero.

Amathocera del griego ἀμαθής = ignorante, no civilizado, imprevisto + κέρας = cuerno.

Amblilypterus del griego ἀμβλύς = embotado, débil + πτερόν = ala.

Amphion dedicada a Anfión ('Αμφίων), uno de los primeros reyes de Tebas, nieto de
Nicteo. Con ayuda de su cítara se levantaron las murallas de esa ciudad.

Apyralides del griego α = sin + πυραλίς = masa de fuego, pira.

Atropos dedicada a Átropos ("Ατροπος), una de las Parcas (o Mdoiras), que presidía
la muerte.

Bebroptera del griego βεβρώς = roído + πτερόν = ala.

Bombilia del griego βόμβυξ = gusano de seda.

Brachiglosa del griego βραχύς = corto, pequeño + γλῶσσα = lengua.

Celerio del latín *celer* = rápido, veloz.

Cephonodes del griego κέφήν = gusano de seda + εἶδες = parecido a.

Ceratomia del griego κέρας = cuerno + ὦμος = hombro, brazo.

Choerocampa del griego χοῖρος = cerdo, cochinillo + καμπή = oruga.

Chromis dedicada a Chromis (Χρομίς), nombre propio, que no he podido identificar,
de χρῶμας = color.

Clanis del griego κράνιον = cráneo, brazalete.

Cocytius dedicada a Cocito, río del infierno; genitivo de *Cocytus* = del Cocito.

Colax del griego κόλαξ = adulador.

Crepusculares del latín *crepusculum* = crepúsculo vespertino, atardecer.

Crepuscularia del latín *crepusculum* = crepúsculo vespertino, atardecer.

Daphnis dedicada a Daphnis (Δάφνις), pastor, hijo del dios Hermes y una ninfa,
considerado como el creador de la poesía pastoril (bucólica). Perdió la vista y
después se suicidó tras engañar, estando embriagado, a la ninfa Nomia, a quién
había jurado fidelidad.

Deilephilia del griego δείλη = atardecer + φίλη = amiga.

Elpenor dedicada a Elpénor ('Ελπήνορ), compañero de Odiseo (Ulises) que fue
transformado por la hechicera Circe en cerdo, y recuperó la forma humana por

ruegos de Odiseo. Murió al caer de una azotea donde se había quedado dormido en estado de embriaguez.

Erinnis dedicada a las Erinias (Ἐρίννος) espíritus femeninos de la justicia y venganza, identificados con las Furias. Nacidas de las gotas de semen y sangre que cayeron sobre la tierra (Gea) cuando Cronos mutiló a Urano. Vivían en el Erebo (los infiernos). Castigaban los crímenes, especialmente los de asesinato.

Eudryas del griego εὖ = bien, bueno + δρῦς = encina.

Eumorphe del griego εὖ = bien, bueno + πορφή = forma, aspecto corporal.

Hemearis del griego αἷμα = sangre + ῥίς = nariz.

Hemeroplanes del griego ἐμέρα = día + πλάνης = errante (en femenino).

Hesperisphinges del griego ἑσπερος = vespertino + σφίγξ = esfinge.

Hippotion del griego ἵππος = caballo + ποτή = vuelo.

Hyles dedicada a Hilas, compañero de Hércules en la expedición de los Argonautas. Cuando desembarcaron en la costa de Misia para buscar agua, Hilas fue enviado al interior y encontró una fuente en un frondoso bosque, e, inclinándose para cogerla las ninfas lo raptaron y se lo llevaron a su brillante morada, calmando su inquietud con caricias, tras lo cual no regreso. Del griego ὕλη = selva.

Hyloicus del griego ὕλη = selva + εἶδες = parecido a.

Issoples del griego ἴσος = igual + ὅρλον = armamento, arma, armadura.

Lethia dedicada a Lete (λήθη) = olvido, divinidad nacida de Eride (la discordia), hermana de hipnos (el Sueño) y de Tanatos (la muerte). Un río del infierno lleva su nombre (Leteo) y en sus tranquilas aguas las almas de los muertos bebían y olvidaban su vida terrenal.

Macroglossa del griego μακρός = grande + γλῶσσα = lengua.

Macroglosum del griego μακρός = grande + γλῶσσα = lengua.

Manduca del latín *manducus* = comer, masticar.

Metopsilus del griego πετώπιος = frente + ψιλός = sin pelo, raso, desnudo.

Mimas ¿del griego μῖμος − mimo, actor.

Nephele del griego νεφέλη = nube, oscuridad.

Oreus del griego ὄρειος = montañés, que vive en montañas.

Paonias del griego παός = obligado.

Papilionides del latín *papilio* = mariposa + del griego εἶδες = parecido a.

Philampelus del griego φίλος = amigo + ἄμπελος = vid, viñedo.

Plegothontios dedicada a Flegeton (Φλεγέδων), uno de los ríos del infierno (Tártaro), que llevaba torrentes de llamas y era afluente del río Aquerón.

Polyptychus del griego πολύς = mucho + πτυχή = pliegue.

Proserpina dedicada a Proserpina, diosa romana equiparable a Perséfone de los griegos, que era hija de Zeus y Demeter. Raptada por Hades, dios de los infiernos, se convirtió en su esposa y reina de los mismos. Cada primavera regresaba con su madre y descendía al mundo infernal al llegar la época de la siembra.

Psithyros del griego ψιθυρός = murmurador.

Pterogon del griego πτεγωρόν = ala + γῶνος = ángulo.

Smerinthus del griego σμήρινθος = cerda, crin, pelo áspero.

Spectrum del latín *spectrus* = espectro, fantasma.

Sphingidae del griego σφίγξ = esfinge + εἶδες = parecido a.

Sphingoidea del griego σφίγξ = esfinge + ἰδέα = forma.

Sphinx del griego σφίγξ = esfinge.

Thaumas del griego θαυμάζω = admirarse.

Theretra del griego θηρητής = cazador.

Thyreus del griego θυρεός = piedra grande usada como puerta.

Xylophanes del griego ξυλόν = leño + φαίνω = yo alumbro, yo hago brillar.

1.18.4.- **Mariposas zygenas (Zygaenidae).**

albanica procedente de Albania.

algirica procedente de Argelia.

alpina procedente de los Alpes.

amasina procedente de Amasia (N. de Turquía).

anatolica procedente de Anatolia (Turquía).

angelicae del latín *angelicae,* género de plantas.

anthyllidis del latín *Antyllidis* (vulneraria), que se pensaba era su planta nutricia, en
genitivo.

armena procedente de Armenia.

aurata del latín *auratus* = dorado.

balcanica procedente de los montes Balcanes.

bolivari dedicada al entomólogo español Sr. Bolívar.

budensi procedente de Buda, ciudad situada en la orilla derecha del Danubio, que, unida
a Pest (en la orilla izquierda) forman Budapest, la capital de Hungría. Con
ejemplares de esta zona se describió la especie.

capitalis del latín *capitales* = que concierne a la cabeza.

carniolica procedente de Carniola, región junto a Croacia, en la cuenca del río Save.

charolae dedicada a la Sra. Carola Barrague.

chloros del griego χλωρός = verdoso.

cirtana procedente de Cirta (Argelia).

contaminei del latín *contaminatus* = contaminado.

cuvieri dedicada a Cuvier.

ephialtes dedicada a Efialtes, nombre griego de varón. En el siglo V a.C, de ese nombre
fue famoso por la traición del griego que enseñó a los persas un paso para
esquivar el desfiladero de las Termópilas, defendido por Leónidas.

erythrus del griego ἐρυθρός = rojo.

exelsa del latín *exelsus* = elevado, noble.

exulans del latín *exulo* = desterrado, fuera de su lugar.

fausta del latín *faustus* = que trae suerte, afortunado.

felix del latín *felix* = fecundo, fértil

filipendulae del latín *filipendula*, género de plantas, que se pensaba era la nutricia de
sus orugas. Del latín *filum* = hilo y *pendulus* = colgante, pendiente.

formosa del latín *formosus* = hermosa.

fraxinus del latín *fraxinus* = fresno.

geryon dedicada a Gerión, héroe mitológico griego, hijo de Crisaor y de la ninfa Calirroe.
Tenía tres cabezas o cuerpos y se decía que reinó en España. Poseía una vacada,
que le fue robada por Hércules. Etimológicamente, Gerión significa "el que gruñe"
o "el que muge". Mito emparentado con las leyendas védicas.

globulariae del latín *globularia*, planta que se piensa es una de las nutricias de sus orugas.
Ese nombre procede del latín *globulus* = glóbulo, en genitivo.

graeca procedente de Grecia.

haematina del latín *haematicus* = sanguínea.

hilaris del latín *hilaris* = alegre.

hispanica procedente de Hispania (España).

horni dedicada al Sr. Walter Horn.

ignifera del latín *ignis* = fuego y *fero* = llevar, mostrar.

infausta del latín *infaustus* = sin fortuna, desgraciado.

italica procedente de Italia.

jordani dedicada al Sr. Karl Jordan.

labasi dedicada al Sr. Labas.

laetus del latín *laetus* = alegre.

lavandulae del latín *Lavandula* (lavanda o espliego), planta que atrae fuertemente a sus
imagos. Del latín *lavanda.*

lonicerae del latín *lonicera* (madreselva), que se pensaba era la planta nutricia de sus
orugas.

loti del latín *Lotus*, una de las plantas nutricias de sus orugas. Del griego □λωτος =
loto.

mannii dedicada al Sr. Josef Mann.

marcuna procedente de Marcuna, Argelia.

marrocana procedente de Marruecos.

mauretanic, procedente de Mauritania.

minos dedicado a Minos hijo de Zeus y Europ y hermano de Sarpedon y Radamanto.

Minutissima del latin *minutissimus* = amuy pequeña.

nevadensis procedente de Sierra Nevada (Granada – España).

notata del latín *notatus,* pretérito de *noto* = señalado.

obscura del latin *obscura* = oscura.

occitánica procedente de Occitania, nombre antiguo del Languedoc y litoral
mediterráneo francés.

osterodensis procedente de Osterode, región de Prusia Oriental.

orana procedente de Orán (Argelia).

oxytropis del latín *oxytropis* = género de plantas leguminosas.

paupera del latín *pauper* = pobre.

persephone dedicada a Persefone, (Περσεφόνη) = la que lleva la muerte, reina de
inframundo en la mitología griega. Hija de Remeter y Zeus.

predotae dedicada al Sr. Karl Predota.

problemática del latín *problemáticus* = que crea problemas.

pruni del latín, genitivo de *prunus* = del ciruelo y este, a su vez, del griego προυωνη,
planta de la familia de las amigdaláceas, de la que se alimentan sus orugas.

purpuralis en alusión a su color rojo-purpúreo.

rhadamanthus, dedicada a Radamanto, rey de Creta, hijo de Zeus y Europa. Era
hermano de Minos y Sarpedón.

romeo dedicada a Romeo, nombre italiano de varón, célebre por sus amores con Julieta.

Rosinae dedicado a la Sr. Rosina Korbs.

rubicundus del latín *reubicundus* = rojizo.

rubricoli, del latín *rubrum* = rojo y *collum* = cuello.

runbgsi dedicado al Sr. Charles Rungs.

sarpedo, dedicada a Sarpedon, hijo de Zeus y Europa, hermano de Minos y Radamanto. Fue rey de Licia y, según la mitología griega, recibió de su padre el privilegio de vivir tres generaciones.

schmidti la especie fue dedicada al Sr. A. Schmidt, del Museo de Ciencias Naturales de Budapest (Hungría).

sedi del latín *sedum* = género de plantas crasuláceas.

statices del latín *statices,* género de plantas que atrae fuertemente a los imagos, que liban preferentemente en ella. Del griego στατικη y este de στατικος = astringente.

subsolana del latín *sub* = debajo y *solanus* = viento del este y por extensión, de la zona oriental (ya que fue descrita con ejemplares húngaros, una región al este de Alemania). No deriva, pues, de la especie *solana,* que se describió 15 años después.

syriaca procedente de Siria.

taftana procedente de Taftan (Irán).

theryi dedicada al Sr. A. Théry.

transalpina del latín *transalpina* = de más allá de los Alpes.

trifolii del latín *trifolium* =trébol, que se pensaba era la planta nutricia de sus orugas. Del latín *trifolium* = tres hojas.

vartianae dedicada a la Sra. Eva Vartian, de Viena (Austria).

Viciae del latín de *vicia* = artesa, planta nutricia de sus orugas. Del latín *vicia,* y este del griego βικιών = vicia

volgensis procedente del río Volga (Rusia).

1.19 .- Arañas (Arachnida).

Acanthodon del griego ἄκανθα = espina + ὀδών = diente..

Acantholycos del griego ἄκανθα = espina + *Lycosa,* género de arañas.

Acartauchenius del griego α = sin, no + καρτα = mucho + χερνζς = hilandera.

Achaearanea del griego α = sin + αχα = ruido + ἀράχνη = araña*Acrosoma*, del griego

ἀκρός = altura + σῶμα = cuerpo.

Actinopus del griego ἀκτίν = vara, regla + πούς = de los pies.

Aculepeira del latín *acula* y este del griego αχις = punta + επειρυω = revolver.

Aelurillus del griego αἴλοὐρος = gato.

Agalenatea del griego α = sin + γελήνη = reposo, latinizado en adjetivo.

Agelena del griego α = sin + γελήνη = reposo.

Agelenides de *Agelena*, género de arañas + εἶδος = parecido.

Agraecina del griego ἄγροικος = campestre, latinizado en diminutivo.

Agroeca del griego ἄγροικος = campestre.

Agyneta del griego ἀγινέω = conducir, dirigir.

Ajmonia procedente de Ajmin, ciudad del bajo Egipto.

Alopecosa del griego ἀλώπηξ = zorra.

Altella del griego ἅλτο aoristo de ἅλλομαι = salto, latinizado en diminutivo.

Amaurobis del griego ἀμαυρός = oscuro + βιόω = viviente.

Anelosimus del griego ἀνέλεος = despiadado.

Antistea del griego ἀντίστημι = que se pone en contra, que se opone.

Anyphaena del griego ἀνυφαίνω = destejer.

Aphantaulax del griego ἀφανής = oculto, invisible, escondido + αὖλαξ = surco.

Apostenus del griego ἀπό = lejos + στενός = estrecho.

Arachne, del griego ἀράχνη = araña.

Araeoncus del latín, contracción de *araneus* = araña + *uncus* = garfio, gancho.

Araneidea del griego ἀράχνη = araña + ιδέα = forma.

Araneus del latín *araneus* = araña, y este del griego ἀράχνη = araña.

Araniella del latin *araneus* en diminutivo = arañita.

Araneides del latín *araneus* + del griego εἶδος = parecido.

Archaeodictyna del griego ἀρχαιος = antiguo + δίκτυον = red de caza o pesca.

Arctosa del griego ἄρκτος = oso.

Argenna del griego ἀργεννος = blanco, albo.

Argiope dedicada a Argiope, ninfa hija de Apolo.

Aryiopes del griego ἀργός = malvado + ὤψ = aspecto.

Argus del griego ἀργός = malvado, ocioso.

Argyrodes del griego ἄγυρο = de plata + εἶδος = parecido.

Argyroneta del griego ἄγυρο = de plata + νέω = nuevo, latinizado en diminutivo.

Argyropes del griego ἄργνρος = de plata + ὤψ = aspecto.

Ariadna dedicada a Ariadna, hija de Minos y Pasifae, que ayudó a Teseo a salir del
laberinto de Creta.

Arkys del griego ἄρκυς = red.

Artamus del griego ἄρταμος = carnicero, figuradamente asesino.

Artema del griego ἄρτημα = suspendido en el aire.

Asagena del griego α = sin + σαγήνη = red.

Asthenargus del griego ἀσθενής = débil + ἀργός = malvado, perverso.

Atea dedicada a Ate, hija de Zeus, que volaba al nivel de las cabezas de los hombres,
sin tocar el suelo, y les infundía el deseo de desviar su espíritu hacia el mal.

Attides del griego ἄττω = yo salto + εἶδος = parecido.

Attulus del griego ἄττω = yo salto, latinizado en diminutivo = saltito.

Attus del griego ἄττω = yo salto.

Atypus del griego α = sin + τυμός = forma.

Aulonia del griego αὐλών = tubo.

Bathyphantes del griego βαθύς = profundo + ὑφάντης = tejedor.

Bedendina del griego βδέλλα = sanguijuela, latinizado en diminutivo.

Berlandina dedicada a Lucien Berland, naturalista francés del siglo XIX.

Bianor dedicada a Bianor, poeta griego del siglo I.

Binoculina del latín *bis* = dos + *oculus* = ojo.

Birgerius dedicada a Birger, rey de Suecia en el siglo XIII.

Bolyphantes del griego βόλος = red + ὑφάντης = tejedor.

Brachyanillus del griego βραχύς = corto, pequeño + del latín *anellus*, anillo.

Calliethera del griego κάλλος = belleza + ἔθειρα = cabellera.

Callilepis del griego κάλλος = belleza + λεπίς = envoltura, escama.

Calommata del griego κάλλος (kállos) = belleza + ὄμμα (ómma) = ojos.

Castianeira dedicada a un Castian, a quien no he podido identificar.

Cavator del latín *cavator* (de *cavo* = cavar, perforar) = cavador, perforador.

Centromerita del griego κέντρον aguijón + del latín *meritus* = merecido.

Centromerus del griego κέντρον = aguijón + del latín *merus* = puro.

Cephalostoma del griego κεφαλή = cabeza + στόμα = boca.

Ceratinella del griego κεράτιον = cuernecito, latinizado en diminutivo.

Ceratinopsis del griego κεράτιον = cuernecito + ὤψ = aspecto.

Cercidia del griego κερτεί = tejido.

Chaerea del griego χαίτη = crin, cabellera flotante.

Chalcoscirtus del griego χάλκεος= de bronce + σκιρταω, σκιρτος, saltarín.

Cheiracanthium del griego χείρ = de la mano + ἄκανθα = espina.

Chelignata del griego χηλή = garra, uña ganchuda + γνάθος mandíbula.

Chelipalpes del griego χηλή = garra, uña ganchuda + del latín *palpus* = palpos.

Chersis del griego χερσος = seco, árido.

Chorizomma del griego χωριζῶ, separar, poner aparte + ὄμμα = ojos.

Cinetata del griego κινέω = mover.

Ciniflo del latín *ciniflo* = peluquero.

Cinifloridae del latín *ciniflo* = peluquero + *floridus* = florido

Clastes del griego κλάστης = rompedor, destructor, de κλάσις = acción de romper.

Clotho dedicada Cloto, una de las Moiras, personificación del destino, denominada "la hilandera".

Clubiona del griego κλέος = fama, rumor, gloria + βιόω = viviente.

Cnephalocotes del griego κνέφας = crepuscular.

Coelotes del griego κοιλότης = cavidad, de κοίλωμα = caverna, fosa.

Collinsia dedicada a Collinson, botánico inglés del siglo XIX.

Coriarachne del griego κωρις = separada + ἀράχνη = araña.

Corinna del griego κόρη = muchacha + ἰννος = mulo.

Crustulina del latín *crusta* = corteza, incrustación, en diminutivo.

Cryphoeca del griego κρύφιος = oculto, clandestino.

Cteniza del griego κτενίζω = yo tributo los últimos honores.

Ctenus del griego κτῆνος = jumento, acémila.

Cyclosa del griego κύκλιος circular, redondo.

Cyrbaeus del griego κορυβας sacerdote de Cibeles que en Frigia bailaba y cantaba desordenadamente en la celebración de los misterios de esta diosa.

Cyrtauchenus del griego κυρτος = curvado, doblado + αυχην, cuello, nuca, garganta.

Cyrtauchenius del griego κύρτος = red de pesca + χερνῆτις = tejedora.

Cyrtophora del griego κύρτος = red de pesca + φορά = transporte, de φέρω = transportar.

Dactylognata del griego δάκτυλος = dedos + γνάθος = mandíbula.

Deinopis del griego δεινός = temido + ὄψις = aspecto.

Delena del latín *deleo* = destruir.

Deletrix del latín *deletrix* = destructora.

Dendryphantes del griego δένδρον = árbol + ὑφάντης = tejedor.

Desis del griego δέσις = ligamiento, atadura.

Devade dedicada a Devade, hijo de Pradiva, y hermano de Sandana, quien le ofreció repartir su reino en premio a su piedad, según la mitología india.

Diaea del griego διαδέω = yo ato por uno y otro lado, aprisiono, encarcelo.

Dictyna dedicada a Dictygna, sobrenombre de Diana, como cazadora, del griego δίκτυον= red de caza o pesca.

Dicymbium del griego δίς = dos, dos veces + *dicybium* = nombre de una estructura genital masculina.

Didectoprocnemis ¿del griego διδάσκω = yo enseño + ιχνεύω = yo sigo el rastro?..

Diksia del griego δίκτυον = red de caza o pesca.

Dimerosomata del griego διμερής = de dos partes + σῶμα = cuerpo.

Diplocephalus del griego διπλόος = doble + κεφαλή = cabeza.

Diplostyla del griego διπλόος = doble + στεῖρα = sin hijos.

Dipoena del griego δίς = dos, dos veces + ¿ ἡνία = brida?.

Dolomedes del griego δολομήδης = astuto, de δόλος = engaño + μῆδος = pensamiento.

Dolophones del griego δόλος = engaño + φονεύς = asesino.

Donocosa del griego δονακαεύς = cañaveral.

Drapetisca del griego δραπέτες = fugitivo.

Drassides del griego δράσσω = yo cojo, tomo + εἶδος = parecido, similar.

Drassodes del griego δράσσω = yo cojo, tomo + εἶδος = parecido, similar.

Drassus del griego δράσσω = yo cojo, tomo.

Drassyllus del griego δράσσω = yo cojo, tomo, agarro, latinizado en diminutivo.

Dyction del griego δίκτυον = red.

Dysdera del griego δυς = difícil + δέρη = cuello, garganta.

Dysderides del griego δυς = difícil + δέρη = cuello + εἶδος = parecido, similar.

Enoplognatha del griego ένος = antiguo + γνάθος = mandíbula.

Entelecara del griego ἐντελής = perfecto, sin tacha.

Enyo dedicada a Enio, esposo de Ares, diosa de la Guerra.

Epeira del griego ἐπείρομαι = examinar.

Epeirides del griego ἐπείρομαι = examinar + εἶδος = parecido, similar.

Episinus del griego ἐπί = encima + σῖνος = herida.

Eresus del griego ἐπέσσω = remar, agitar.

Ergatis dedicada a Ergatis, sobrenombre de Minerva.

Erigone dedicada a Erigona, hija de Icarios, rey de Icaria, el cual dio hospitalidad a
       Dionisos y recibió como premio el arte de hacer vino.

Erigonoplus de *Erigone*, género de arañas + del latín *plus* = más, en mayor cantidad.

Eriodon del griego ἔριον = trabajo de hilar la lana + ὀδών = dientes.

Eripus del griego ἔριον = trabajo de hilar la lana + πούς = pies.

Ero dedicada a Eros, hijo de Afrodita, dios del amor.

Eucharia del griego εὖ = bueno + χάρις = gracia.

Eugnata del griego εὖ = bueno + γνάθος = mandíbula.

Euophrys del griego εὖ = bueno + ὄφρυς = párpados, frente.

Euryopis del griego εὖρυς = ancho + ὀπίσω = hacia atrás.

Eurysoma del griego εὖρυς = ancho + σῶμα = cuerpo.

Eusparassus del griego εὖ = bien, bueno + παρα-σάσσω = rellenar.

Filistata del latín *filus, fili* = hilo + *stata* = enhiesto, estar en pie.

Firmicinus ¿dedicada a Julio Firmico Materno, escritor latino del siglo I?.

Floronia, dedicada a Floronia, nombre de un vestal de la antigua roma.

Frontinellina del latín *frons* = frente, en diminutivo.

Galeodides del griego γαλεώδης = musteliforme + εἶδος = parecido.

Gamasomorpha de *Gamaso*, genero de ácaros + del griego μορφή = forma, aspecto.

Ganaphosa del griego γναφός = cardo.

Gasteracantha del griego γαστήρ = vientre + ἄκανθα = espina.

Gea dedicada a Gea, diosa de la tierra, del griego γῆ = tierra.

Gibbaranea dedicada a Gibbar, ballena fantástica + ἀράχνη = araña.

Gnapbosa del griego γαναφός = cardo.

Gonatium del griego γονάτιον = gónadas, de γονή = acción de engendrar.

Gongylidiellum del griego γογγίδιον = rotundo, de γογγυλος = redondo.

Habrocestum del griego ἄβρος = bello, belleza + del latín *cestus* = cinturón.

Hahnia dedicada a Hans, aracnólogo del sigo XIX.

Haplodrassus del griego ἁπλόος = sencillo + δράσσω de δράω = yo hago.

Harpactea del griego ἁρπακτήρ = destructor, raptor, salteador.

Harpactocrates del griego ἁρπακτήρ = destructor, raptor, salteador + κράτος = vigor,
 fuerza.

Hecaerge dedicada a Ecaerge, sobrenombre de Diana.

Heliophanus del griego ἕλιος = sol + φανός = fulgor.

Helophora del griego ἕλος = pantano + φόρος = transportador, de φέρω = yo
 transporto.

Heriaeus del griego ἥριαδες = primaveral.

Hersilia dedicada a Hersilia, mujer de Rómulo, que se adoraba en el templo de Quirino
 con el nombre de Hera.

Hersiliola dedicada a Hersilia, latinizado en diminutivo.

Heteropoda del griego ἕτερος = diferente + πούς = de los pies.

Histopona de griego ἱστός = tejido, telar + πόνος = trabajo, obra difícil.

Hogna del griego ὄγνος = línea, fila.

Holocnemus del griego ὅλος = entero, total + νεμω = devorar.

Homolattus del griego ὁμαλος = igual, liso, pleno + ἄττω = lanzarse.

Hybocoptus del griego ὕβος = jorobado + κοπτω = pegar, golpear, herir.

Hygrolycosa del griego ὑγρός = mojado, húmedo + *Lycosa*, género de arañas.

Hypognata del griego ὑπό = debajo de + γνάθος = mandíbula.

Hypomma del griego ὑπό = debajo de + ὄμμα = ojos.

Hypoplatea del griego ὑπό = debajo de + πλάτη = remo.

Hypsosinga del griego ὕψος = altura + *Singa*, género de arañas.

Hypsosinga del griego ὕψος = altura + *Singa*, género de arañas.

Hyptiotes del griego ὕπτιος de espaldas, boca arriba.

Iberina procedente de Iberia, en diminutivo.

Iberoneta procedente de Iberia, en diminutivo.

Icius del griego ἴδιος = distinto, especial + ὤψ = semblante, cara.

Idiops del griego ἴδιος= distinto, especial + ὤψ = semblante, cara.

Ischnocolus del griego ἰσχνός = delgado + del latín *oculus* = ojos.

Lachesis dedicada a Lachesis, una de las tres Moiras, personificación del destino, representadas como tres ancianas hilanderas, correspondiendo a Lachesis la figura de la suerte.

Larinoides de *Larinia*, género de arañas + εἶδος = parecido.

Lasaeola del griego λάσιος = peludo.

Lathys del griego λαθη furtivamente, a escondidas.

Latrodectus del griego λάτρες = cautivo + δήκτης = que muerde.

Lepthyphantes del griego λεπτός = delgado + ὑφάντης = tejedor.

Leptodrassus del griego λεπτός = delgado + *Drassus*, género de arañas, del griego δράσσω de δράω = hacer.

Leptoneta del griego λεπτός = delgado, latinizado en diminutivo.

Leptorchestes del griego λεπτός = delgado = delgado + ὀρχηστής = bailarín.

Lesseretia desdicado a Roger de Lessert, aracnólogo suizo del siglo XIX.

Linyphia del griego λίνον = lino, hilo + ὑφαίνω = tejedor.

Liocranum del griego λεῖος = sencillo, liso + κράνος = casco, yelmo.

Lithyphantes del griego λῖθ = piedra, de λίς = liso + ὑφάντης = tejedor.

Lophomma del griego λόφος = cuello, cresta + ὄμμα = ojos.

Loxosceles del griego λοχός = oblicuo + σκέλος = pierna, pata.

Lucia dedicada a Lucia, a quién no he podido identificar.

Lycaena del griego λύκαινα = loba.

Lycodia del griego λυκώδης = con aspecto de lobo.

Lycosa del griego λύκος = lobo.

Lycosoides del griego λύκος = lobo + εἶδος = parecido.

Macaria del griego πακάριος = feliz, bienaventurado.

Macaroeris del griego πακάριος = feliz, bienaventurado.

Macrargus del griego μακρός = grande + ἀργός = malvado, perverso.

Macrothele del griego μακρός = largo, grande + θέλησις = voluntad

Maduculus del latín *manducus* = comer, masticar, en diminutivo.

Malthonica del griego μάλτον = afeminado.

Marilynia dedicada a Marylin a quien no he podido identificar.

Marpissa procedente del monte Marpisa, isla de Paros, famoso sus mármoles.

Mastigusa del griego ηάστιγος genitivo de μάστιξ = látigo.

Mecopisthes del griego μῆκος = alargado + ¿ πιστῶς = de buena fe?.

Megamyrmaekion del griego μέγας = grande + μυρμήκιον = verruga.

Meioneta del griego μείων = más pequeño.

Melanophora del griego μέλας = oscuro + φορός = portador.

Megamyrmekion del griego μεγα = grandemente, muy, mucho + μυρμηκιον, hormiga
    pequeña, tarántula.

Meioneta del griego μειον = menos + νεω = yo hilo

Menemerus del griego μέν = ciertamente + ἡμέριος = diurno, de día.

Mesiotelus del griego μέσος = en medio, intermedio + τέλος = realización, éxito.

Meta, del latín *meta* = extremidad, objetivo.

Metellina del griego μετις = previsor, que tiene previsión, latinizado en diminutivo.

Metopobactrus del griego μέτωπον = frente + ¿ βάκτρον = bastón?.

Micrargus del griego μικρά = pequeña + ἀργός = malvado, perverso.

Micraria del griego μικρά = pequeña.

Micrathena del griego μικρός = pequeño + Αθηνα = Minerva.

Microctenonyx del griego μικρός = pequeño + κτῆνος = riqueza, fortuna.

Microlinyphia del griego μικρός = pequeño + del latín *linyphio* = tejedor de lino.

Micrommata del griego μικρός = pequeño + ὄμμα = ojos.

Microneta del griego μικρός = pequeño, latinizado en diminutivo = pequeñajo.

Microyphantes del griego μικρός = pequeño + ὑφάντης = tejedor.

Mimetus del griego μιμετής = imitador.

Minosia dedicada a Minos, rey de Creta, hijo de Zeus y Europa, hermano de
Radamantus y Sarpedón y padre de Ariadna.

Minyriolus del griego μινύς = pequeño.

Miranda dedicada a Mirandus, a quien no he podido identificar.

Missulena del latín *missus* = enviar + *lena* = seductora.

Misumenops del griego μισούμενος = odiado, participio pasivo de μισεω = yo odio +
ὤψ = aspecto.

Misunena del griego μισούμενος = odiado, participio pasivo de μισεω = odiar.

Mithras del griego μίθρας= luz del sol.

Moebelia dedicada a Moebius, naturalista alemán del siglo XIX.

Monaeses del griego μοναχῇ = de una sola manera, de πονή = acción de quedarse o
permanecer.

Monocephalus del griego μόνος = única + κεφαλή = cabeza.

Mygale del griego μυγαλῆ = araña, musaraña.

Mygalides del griego μυγαλῆ= araña, musaraña + εἶδος = parecido.

Myrmarachne del griego μύρμεξ = hormiga + ἀράχνη = araña.

Myrmecides del griego μυρμήκιον = tarántula.

Myrmecium del griego μυρμήκιον = tarántula.

Neathea del griego νέος = nuevo, joven + θέα = aspecto de diosa.

Nematogmus del griego νῆματος = hilo + ὄγμος = línea, surco.

Nemesia dedicada a Nemesis, diosa de la venganza.

Nemoscolus del griego νέμος = bosque + del latín *osculum* = boquita, beso.

Neon del griego νέον = lo joven, lo nuevo.

Neoscona del griego νέον = lo joven, lo nuevo + κονίω = yo lleno de polvo.

Nephila del griego νεφέλη = nubes, oscuridad.

Neriene dedicada a Neriene, sobrenombre de Marte, dios de la guerra, del vocablo
       sabino *nerio* = fuerza.

Nesticus del griego νηστός = hilado.

Nettiura del griego νῆττα = pato + οὐρά = cola.

Nigma del griego νύγμα = pinchazo.

Nomisia del griego νομός = pastoril.

Nops del griego νώψ = de poca vista.

Nuctenea del griego νύκτερος = nocturno, de noche.

Nyssus del griego νύσσω = picar, pinchar, herir.

Ocyale del griego ὠκύς = ligero, rápido + ἄλς= insignificancia.

Ocypete del griego ὠκύς = ligero, rápido + πέτομαι = volar, revolotear, correr.

Oecobius del griego οἶνος = seducción + βιόω = vivir.

Oedothorax del griego οἶδος = abultamiento + θώραξ = tórax.

Oletera del griego ὀλετήρ = destructor.

Olios del griego ὀλονός = funesto, fatal, pernicioso.

Omosites, del griego ὀμόσιτος = comensal, compañero de mesa.

Ooquiste del griego ὠόν = huevo y κύστις = vejiga.

Oonopinus del griego ὠόν = huevo + ¿πίνος = suciedad?.

Oonops del griego ὠόν = huevo + ὤψ = aspecto de.

Operaria del latín *operaria* = obrera, trabajadora.

Orchestina del griego ὄρχησις = danza, baile, latinizado en diminutivo.

Ostearius del griego ὀστέον = hueso.

Othiothops del griego ὠτιόν = orejita + ὤψ = aspecto de.

Oxyopes del griego ὀξύς = agudo + ὤψ = aspecto de.

Pachygnatha del griego παχύς = espeso, macizo + γνάθος = mandíbula.

Pachylosceles del griego παχυλός = grasiento + σκέλος = pies, extremidades.

Paidiscura ¿del griego παιδικός = infantil?.

Palpimanus del latín *palpus* = palpo + *manus* = mano.

Panamomopsides del griego ραράμωμος = sin tacha, irreprensible + ὤψ = aspecto.

Parachtes del griego μαρά = casi, similar, junto a, + χῆτος = defectuoso.

Paracoelotes del griego μαρά = casi, similar, junto a, + κοιλώδης (koilodés) = cavernoso.

Parapelecopsis del griego μαρά = casi, similar, junto a, + πέλεκυς = hacha + ὤψ = aspecto.

Parasyrisca del griego μαρά = casi, similar, junto a, + σηρικός = de seda.

Paratibellus del griego μαρά = casi, similar, junto a, + del latín *bellus* = gracioso.

Pedipalpi del latín *pes*, *pedis* = pies + *palpus* = palpos.

Pelecopsis del griego πέλεκυς = segur + ὤψ = aspecto de.

Pellenes dedicada a Pellenes, ciudad situada cerca del golfo de Corinto, donde había una estatua de Diana que no se podía mirar sin quedar ciego.

Peucetia procedente de Peucetia, Italia Meridional.

Phaeocedus del griego φαίνω = yo luzco.

Phalangidides del griego φαλάγγιον = tarántula + εἶδος = aspecto de, parecido a.

Phalangita del griego φαλάγγιον = tarántula, latinizado en diminutivo.

Philaeus del griego φιαλαι = imperativo aoristo de φιλέω = yo quiero como amigo.

Philodromus del griego φίλος = amigo + δρομεύς = corredor.

Philoica del griego φίλος= amigo + οἶκος = casa.

Pholcomma del griego φολκός = de piernas torcidas + ὄμμα= ojos.

Pholcus del griego φολκός = de piernas torcidas.

Phoneutria del griego φονεύς = asesino, autor de una muerte.

Phritha del griego φρίττω = yo estremezco de terror.

Phrurolinillus del griego φρουρός = guardián, protector + λίνον = lino, hilo, red.

Phrurolithus del griego φρουρός = guardián + λίθος = piedra.

Phrynidea del griego φρύνος= sapo + ιδέα = forma.

Phrynides del griego φρύνος = sapo + εἶδος = parecido.

Phyno del griego φρύνος = sapo.

Piona del griego πίωνν = adiposo.

Pirata del latín *pirata*, en segunda acepción = sujeto cruel y despiadado.

Pisaura procedente Pisaura, río de Italia en los Apeninos, hoy Foglia.

Pistius del griego πίστιος genitivo de πίςτις = de confianza.

Platyscelum del griego πλατύς = ancho + σκέλος = pies, extremidades.

Plectane del griego πλεκτάνη = tejido.

Plexippus dedicada a Plexipo, hijo de Cleóbule y hermano de Pandión. De πλήξιππος = buen jinete.

Pocadicnemis del griego ποκας = cabellera + κνημη = pierna, pantorrilla.

Poecilochroa del griego ποικίλος = moteado + χρῶμα = color de la piel.

Poltys del griego πόλτος = gachas de harina.

Polymerosomata del griego πολύς = mucho + μέρος = parte, porción + σῶμα = cuerpo.

Porrhomma del griego πόρρω = delante, adelante + ὄμμα = ojos.

Prodidomus ¿del griego προδίδωμι= traicionar?..

Pseudicius del griego ψεῦδος = falso + δίκαιος = justo, honrado.

Pterotricha del griego πτερόν = ala + τριχός genitivo de θρίξ = del cabello.

Pyrophorus del griego πῦρ = fuego + φορός = portador.

Pytonissa dedicada a Pitonisa, célebre adivinadora.

Rhode del griego ῥοδον = rosa.

Robertus dedicada a Roberto, a quien no he podido identificar.

Saaristoa dedicada a Saaristo, a quien no he podido identificar.

Saitis procedente de Saitis, Bajo Egipto.

Salticus del latín *saltus* = saltador.

Sarotes del griego σαροτής = manojo de ramitas, escoba.

Savignia dedicada a Savigny, naturalista francés del siglo XIX.

Scorpiides del griego σκορπίος = escorpión + εἶδο = parecido.

Scorpionides del griego σκορπίος = escorpión + εἶδος = parecido, similar.

Scotargus del griego σκότος = tinieblas, oscuridad + ἀργός = malvado, perverso.

Scotina del griego σκότος = tinieblas, oscuridad, latinizado en diminutivo.

Scotophaeus del griego σκότος = tinieblas, oscuridad + φάγος = comilón, glotón.

Scytodes del griego σκυτώδης = semejante al cuero.

Segestria del latín *segestria* = estera de paja.

Selenops del griego σελήνη = luna + ὤψ = aspecto.

Silometopus del griego σύλη = rapiña, saqueo + μέτωνον = frente.

Singa dedicada a Singa, diosa fenicia análoga a Minerva.

Sintula del griego σίντης = ladrón, rapiñador.

Sitticus del griego σίττη = pico.

Sparassus del griego σπαράσσω = desgarrar, lacerar.

Speleoharpactea del griego σπέληξ = caverna + ἁρακτήε = destructor.

Spermophilia del griego σπέρμα = semilla, semen + φίλη = amistad.

Spermophora del griego σπέρμα = semilla, semen + φόρος = portador, de φέρω = transportar.

Spermophorides del griego σπέρμα = semilla, semen + φόρος = portador + εἶδος = parecido.

Sphasus del griego σφάξω = mataré, futuro de σφάττω = matar.

Sphodros del griego σφοδρός = violento, vehemente.

Steatoda del griego στεατώδης = grasiento.

Stegodyphus del griego στέγη = techo + φύω = nacer, criar.

Stemonyphantes del griego στήμον = hilo, urdimbre + ὑφάντης = tejedor.

Storena del griego στρεννύω = yo tiendo en el suelo.

Synaema ¿del griego σύναιμος = consanguíneo?.

Synageles ¿del griego συναγείρω = yo reúno, junto?.

Tapinesthis, del griego ταπεινός = humilde + θίς = cúmulo, montón.

Tapinocyba del griego ταπεινός = humilde + κυβεία = engaño.

Tapinopa del griego ταπεινός = humilde + ὤψ = aspecto.

Tarentula del latín *tarentula* = tarántula.

Tegenaria del griego τέγεος = en alto, situado en el techo.

Telema ¿del griego τηλέ = lejos, lejano, término?.

Teloleptoneta del griego τέλος= extremidad + λεπτός = delgado, latinizado en diminutivo.

Teratodes del griego τερατώδης = extraordinario, prodigioso.

Terrenides del latín *terrenus* = de la tierra.

Tetragnatha del griego τέτρα = cuatro veces + γνάθος = mandíbula.

Textrix del latín *tectrix* = tejedor.

Thanatus del griego θάνατος = muerte.

Thaumasia del griego θαυμάσιος = admirable, maravilloso.

Theonina ¿del griego θέον = forma épica de θεω = correr?.

Theonoe ¿del griego θέον = forma épica de θεω = correr?.

Theraphosa del griego θήρ = fiera + ἀφοσιόω = consagrada.

Theridides del griego θηρίδιον = animalito + εἶδος = parecido.

Theridion del griego θηρίδιον = animalito.

Theridiosoma del griego θηρίδιον = animalito + σῶμα = cuerpo.

Theridula del griego θηρίδιον = animalito, latinizado en diminutivo.

Thomisides del griego θομίσσω = yo ligo, ato, anudo + εἶδος = similar.

Thomisus del griego θομίσσω = yo ligo, ato, anudo.

Tiso ¿del griego τίσω futuro de τιω yo aprecio, venero.

Titanoeca del griego τίτανος = cal, yeso + ἐκ = por fuera.

Tmarus del griego τέμνω = asolar, devastar.

Trachearia del griego τραχεῖα = áspera, dura, cruel.

Trachelas del griego τράχελος = cuello.

Trachyzelotes del griego τράχελος = cuello + ζελωτό = envidiable, (adjetivo verbal
  de ζελόω = emular, admirar).

Trichoncoides del griego τριχός femenino de θρίξ = cabellera, pelo + εἶδος =
  parecido.

Trichoncus del griego τριχός femenino de θρίξ = cabellera, pelo + del latín *uncus*
  = gancho.

Trichopterna del griego τριχός, femenino de θρίξ = cabellera, pelo.

Trochosa del griego τροχός = rueda, disco.

Troglohyphantes del griego τρώγλη = caverna + ὑφάντης = tejedor.

Typhochrestus del griego τῦφος = humo, vanidad + χρητός = valedero, aprovechable

(adjetivo verbal de χραομαι = necesitar.

Uloborus del griego οὖλος = velludo + βορός = devorador.

Uptiotes del griego ὑπτιότης = de espaldas, en posición supina.

Uroctea del griego οὐρά = cola + κτείς = peine.

Urozelotes del griego οὐρά = cola + ζελωτός = envidiable.

Walkenaera dedicada a Walkenaer, aracnólogo francés del siglo XIX.

Xerolycosa del griego ξηρος = seco + *Lycosa*, género de arañas.

Xysticus, del griego ξυστικός = pulimentado.

Zelominor, dedicada a Zelos, hijo de Palax y Stigia y hermano de Νίκε (Níke) = la

Victoria. + del latín *minor* = menor, más pequeño.

Zelotes del griego ζελωτός = envidiable.

Zodarion del griego ζωδάριον = animal pequeño.

Zodariones del griego ζωδάριον = animal pequeño.

Zora del griego ζόρος = oscuro.

Zoropsis del griego ζόρος = oscuro = oscuro + ὤψ = aspecto.

Zosis del griego ζῶσις = acción de rodear, circundar.

Zygia del griego ζυγός = unión, yugo.

Zygiella del griego ζυγός = unión, yugo, latinizado en diminutivo femenino.

1.20.- Alacranes o escorpiones. (Arachnidae)

Acuticarinatus del latín *acutus* = puntiaguda + *carinatus* = con quilla.

Androctonus del griego αjνδροκτοννος = homicida.

Australis procedente del sur,

Bahiensis Procedente de Bahía.

Bicolor del latín *bicolor* = de dos colores.

Buthus ¿del griego βυθός = abismo?.

Centruroides del griego κεvvτρov = aguijón y ουjραv = cola.

Elegans.del latín *elegans* = elegante.

Granulatus del latín *granulatus* = granulado.

Hemiscorpius, del griego ἥμι = medio y del latín *scorpio* = escorpión.

Heteroscorpios, del griego ἕτερος = diferente + del latín *scorpio* = alacrán.

Leiurus, del griego λεῖος = liso + οὐρά = cola.

Mesobuthus, del griego μέσος = en medio + *Buthus*, género de escorpiones.

Occitanus procedente de Occitania.

Opistophthalmus, del griego ὄπισθεv = hacia atrás + ὀφταλμός = ojo.

Quinquestriatus del latín *quinquestriatus* = con cinco estrías.

Tityus, dedicado a Τιτυος = personaje fabuloso de la mitología griega.

Transvalicus procedente del Transvaal.

Vittatus del latín *itatus* = que debe ser evitado.

1.21.- Garrapatas (Acari).

Abysinicus procedente de Abisinia.

aethiopicus procedente de Etiopia.

Amblyomma del griego ἀμβλύς = embotado, cansado y ὄμμα = ojo.

americanum procedente de América.

anatolicum procedente de Anatolia.

annulatus del latín *annulatus* = con anillos.

appendiculatus del latín *appediculatus* = con apéndices.

arboreus del latín *arboreus* = del árbol.

Argas del griego ἀργας = animal perverso.

Boophilus del griego βοῦς = buey y φίλος = amigo.

cervi del latín *cervi,* genitivo de *cervus* = del ciervo.

Chrysops, del griego χρυσός = oro, dorado y ϖ{ψ = ojo.

Dermacentor del griego δέρμα = piel y κεντωρ = que pica con aguijón.

erraticus del latín *erraticus* = sin rumbo.

Haemophysalis del griego αἷμα genitivo αιματος = sangre y φυσαλλις = burbuja.

humanus del latín *humanus* = del hombre.

Hyalomma del griego ὕαλος = transparente y ὄμμα = ojo.

Ixodes del griego ιξωδης = tenaza.

Lipoptena del griego λιπη = tristeza, dolor y πτηνός = que vuela.

marginatus del latín *marginatus* = marginado.

muris del latín *muris,* genitivo de *mus* = del ratón.

Ornithodorus del griego ορνιθοσ genitivo de ὄρνις = pájaro y δορος genitivo de

δόρυ, forma anormal de δόρατος = lanza, venablo, viga.

 Pediculus del latín *pediculus* = piojo.

pictus del latín *pictus* = adornado.

porcus del latín *porcus* = cerdo.

pulchellus del latín *pulchelus* = = hermoso.

reticulatus del latín *reticulatus* = con retícula.

Rhipicephalus del griego ριπις = abanico y κεφαλή = cabeza.

rubicundus del latín *rubicudus* = rojizo.

sanguineus del latín *sanguineus* = sanguíneo.

scapularis del latín *scapularis* = de la espalda.

spinigera del latín *spinigera* = con espinas.

suis del latín *suis,* genitivo de *sus* = del cerdo.

Sus del latín *sus* = cerdo.

venezuelensis procedente de Venezuela.

1.22.- Ácaros (Acari).

Allodermanyssus del griego ἄλλος = otro, δέρμα = piel y νυσσω = perforar.

arenícola del latín *arenícola* = de la arena.

utumnalis del latín *autumnalis* del otoño.

blefariti, del latín=*blefaritis*=de las pestañas.

bovis del latín *bovis*= del toro.

brevis del latín *brevis* = corto.

caprae del latín *caprae* = de la cabra.

cati del latín *cati* = del gato.

caviae del latín *caviae* = del cavia,

cuniculi del latín *cuniculi* = del conejo

Demodex del griego δέμας = cuerpo y δηξ = carcoma.

Dermatophagoides, del griego δέρμα = piel y φάγοπμαιν = comer.

destructor del latín *destructor* = destructor,

domesticus del latín *domesticus* = de la casa.

equi del latín *equi*= del caballo.

Eutrombicula del griego ἔυ = bien y τρόμωδης = tembloroso.

farinae del latín *farinae* = de la harina.

foliculorum del latín *foliculorum*= de los folículos.

gallinae del latín *gallinae* = de las gallinas.

Glycyphagus del griego γλυκύς = dulce y φάγοπμαιν = comer.

hirundinis del latín *hirundinis* = de las golondrinas.

irritans del latín *irritans* =irritante.

1.23.- Milpiés (Diplopoda).

Orthoporus del griego ὀρθος = recto derecho + πόρος = poro.

Rhinocricus del griego ῥινός genitivo de ῥίς = nariz + κεικος = anillo.

1.24.- Ciempiés (Chilopoda).

cingulatta del latín *cingulatta* = con cíngulo o cinturón.

Scolopendra del griego σπολοπενδρα = ciempiés.

1.26.- Cangrejos cacerola (Xiphosura).

rotundicauda del latín *rotundicauda* = gran cola.

 gigas dedicado a Gigas uno de los gigantes hijo de la tierra que quería destronar a
 Júpiter.

11.27.- Cangrejos marinos (Bachiura).

floridus del latín *floridus* = florido.

Horrida del latín *horrida* = *aspera*

latro del latín *latro* = ladrón.

 maculatus del latín *maculatus* = con manchas.

1.28.- Copépodos y piojos marinos (Crustacea).

bicuspatus del latín *bicuspatus* = con dos cúspides.

coronatus del latín *coronatus* = coronado.

cuadricornis del latín *cuadricornis* = con cuatro cuernos.

Cyclops del griego κύκλος = círculo + ὤψ = ojo.

2.- Vertebrados.

2.1.- Peces (Piscis).

2.1.1.- Envenenamientos por veneno endógeno.

Acipenser del latín *acipenser* = esturión.

Anguilla del latín *anguilla* = anguila.

annulatus del latín *anulatus* = con anillos.

antennatus del latín *antennatus* = con antenas.

Arctoscopus del griego αρκτο = oso y σκοτή = observar.

argentatus del latín *argentatus* = plateado.

armatus del latín *armatus* = armado.

balearica procedente de Baleares.

Barbus el latín *barbus* = con barbas.

canicula del latín *canicula* = del verano.

catus del latín *catus* = gato.

Chelonodon del griego χελώνη = tortuga de χελώνη = duro y rígido.

Chrysops del griego χρυσός = oro dorado y ὤψ = ojo.

Contusus del latín *contusus* = golpeado.

cornuda del latín *cornuda* = con cuernos.

cubicus del latín *cubicus* = cúbico.

Dasyatis del griego δασύς = velloso.

diaphanus del latín *diaohanus* = diáfano.

Diodon del griego δις = dos + οδους = diente.

Ephippion del griego εφιππιον = silla de montar a caballo.

erythrotaenia del griego ἐρυθρό = rojo + del latín *taenia* = banda, cinta.

fasciatus del latín *fasciatus* = con bandas.

fluviatilis procedente del río.

glauca del latín *glauca* = verde claro.

glutinosa del latín *glutinosa* = pegajosa.

griseus del latín *giseus* = grisáceo.

helena del latín *helna* = de Grecia.

holocanthus del griego ὅλος = entero total + ἄκανθα = espina.

immaculatus del latín *immaculatus* = sin mancha.

intermedius del latín *intermedius* = intermedio.

japonica procedente del Japón.

 japonicus procedente del Japón.

lineatus del latín *lineatus* = con líneas.

lunaris del latín *lunaris* = con lunares.

maculatus del latín *maculatus* = con manchas.

maculosa del latín *maculosa* = con manchas.

marinus procedente del mar.

marmorata del latín *marmorata* = marmórea.

 marmoratus del latín *marmoratus* = marmórea.

 melanopterus del griego μέλανος = negro y πτερόν = aleta.

 meleagris dedicado a Meleager el matador del jabalí que asolaba a Calidón.

microcephalus del griego μιχρός = pequeño y χεφαλή = cabeza.

Mola del latín *mola* = molino de piedra.

Muraena del latín *muraena* = morena (pez parecido a la anguila).

 nasus del latín *nasus* = nariz.

 nigropunctatus del latín *nigropunctatus* = con puntos negros.

niphonius procedente del Japón.

oblongus del latín *oblongus* = alargado.

oceanicus procedente del océano

ocellata del latín *ocellatus* = con ocelos.

ocellatus del latín *ocellatus* = con ocelos.

orbicularis del latín *orbi* = redondo + *oculus* = ojo.

Petrus del latín *petrus* = piedra.

pleurogramma del griego πλευρά = costado + γράμμα = signo.

poecilonotus del griego ποιχίλος = moteado + del latín *noto* = destacado.

polygonius del latín *polygonius* = con muchos ángulos.

pretiosus del latín *pretiosus* = precioso.

punctata del latín *punctata* = con puntos.

quadricornis del latín *quadricornis* = con cuatro cuernos.

reticularis del latín *reticularis* = con retículo.

reticulatus del latín *reticulatus* = con retículo.

rivulata procedente de los ríos.

rostratus del latín *rostrata* = con rostro.

rupestris del latín *rupestris* = de las rocas.

sexlineatus del latín *sexlineatus* = con seis líneas.

serpens del latín *serpens* de *serpere* = arrastrarse.

Silurus del griego σιλουρος = pez gato.

Splendidus del latín *splendidus* = esplendido magnífico.

stellatus del latín *stellatus* = con estrellas.

Tetractenos del griego τέτρα = cuatro veces y κτείς = peine.

Thalassophina del griego θάλασσα = mar y ὄφις = serpiente latinizado en diminutivo

     femenino.

Torpedo del latín *torpedo* = quedar paralizado o entumecido.

Torquiner del latín *torquere* = torcer.

verrucosus del latín *verrucosus* = con verrugas.

wagneri dedicado al músico Wagner,

2.1.2.- Envenamiento por veneno exógeno.

Affinis del latín *affinis* = semejnte, afín.

africana del latín *africana* = de África.

apodus apodus del griego α = sin + ποδός = pies (genitivo de πούς) = pies.

Argus dedicado a Argus hijo de Aresto, que tenía cinco ojos.

tlanticus del latín *atlanticus* = del Atlántico.

Calamus del latín *calamus* = caña para escribir.

campechanus del latín *ampechanus* = campechano.

carolinensis procedente de las islas Carolinas.

Coryphaena del griego κορψπηαινα = delfín.

Ctenochaetus del griego κτενός genitivo de κτείς = peine y κεφαλή = cabeza.

cyanopodus del griego κύανος = azul + ποδός = genitivo de πούς = de los pies.

cyanopterus cyanopterus del griego κύανος = azul y πτερόν = ala.

erythracanthus del griego ἐρυθρός = rojo y ἄκανθος = espina.

fasciata del latín *fasciatus* = con bandas.

fimbriata del latín *fimbriata* = con fimbrias.

flavimarginatus del latín *flavus* = amarillo +*marginatus* = marginado.

gibbus del latín *gibbus*= jorobado.

japonicus procedente del Japón.

javanicus procedente de Java.

laevis laevis del latín *laevus* = izquierdo.

latus del latín *latus* = ancho.

Linearis del latín *linearis* = con líneas.

Maculatus del latín *maculatus* = con manchas.

marquenensis procedente de las islas Marquesas.

maximus del latín *maximus* = muy grande.

Megalops del griego μέγας = grande + ὤψς = aspecto.

meleagris dedicado a Meleager el cazador del jabalí que asolaba a Calidón.

microrhinos del griego μικρός = pequeño + ῥινός genitivo de ῥίς = nariz.

monostigma del griego μόνος = uno sólo + στίγμα = mancha.

nasus del latín *nasus* = nariz.

olivaceus del latín *olivaceus* = del color del olivo.

ovalis del latín *ovalis* = ova.

pelamis del griego πελαμυς = atún pequeño.

quadrimaculatus del latín *quadrimaculatus* = con cuatro manchas.

Scomber del griego σκομβρος = atún.

Scberomorus del griego σκομβρος = atún y del griego μορός = estúpido.

striatus del latín *striatus* = con estrías.

undulatus del latín *undulatus* = ondulado.

unicolor del latín *unicolor* = de un solo color.

unifasciatus del latín *unifasciatus* = con una banda.

venenosa. del latín *venenose* = venenosa.

2.1.3.- **Envenenamiento por pinchazo.**

achilles dedicado a Aquiles.

Africanus procedente de África.

 altus del latín *altus* = elevado.

amazonica procedente del Amazonas.

camboinensis procedente de Camboya.

americana Procedente de América.

analis del latín *analis* = del ano.

annulatus del latín *annulatus* = sin anillos.

Antennarius del latín *antenarius* = con antenas.

antennata del latín*antennata* = con antenas.

Araneus del latín *araneus* = araña y esta del griego ἀράχνη = araña.

argenteus del latín *argenteus* = plateado.

Argus dedicado a Argus hijo de Arestor que tenía cinco ojos.

armatus del latín *armatus* = armado.

 assimilis del latín *asimilis* = muy semejante.

 australis procedente de Australia.

averruncus del latín *averruncus* = apartar.

bahianus procedente de Bahía.

barbata del latín *barbata* = con barba naciente.

barbatus del latín *barbata* = con barba naciente.

biocelatus del latín *biocelatus* = con dos ocelos.

brachypterus del griego βραχύς = corto + πτερόν = ala.

brachyrhynchus del griego βραχύς = corto + ῥύγχος = pico hocico.

brasiliensis procedente del Brasil.

brevirrostris del latín *brevirostrus* = con rostro corto.

cacopsis del griego κακός = malo + ὄψις = aspecto..

caledonicus procedente de Caledonia.

californica procedente de California.

canaliculatus del latín *canaliculaus* = con canales.

carinatus del latín *carinatus* = provisto de quilla.

Centropogon del griego κέντρον = aguijón + πωγων = barba.

centroura del griego κέντρον = aguijón + οὐρά = cola.

chilensis procedente de Chile.

Chimaera del latín *chimaera* = quimera.

chirurgus del latín *chirurgus* = cirujano, y este del griego χειρουργός, de <u>χείρ</u> = <u>mano</u>

    ±ἔργον = trabajo.

cirrhosus del latín *cirrhosus* = endurecido.

coeruleus del latín *caeruleus* = azulado.

concentricus del latín *concentricus* = con el mismo centro.

corallinus del latín *coralinus* = del coral.

cornutus del latín *cornutus* = con cuerno.

cuvieri dedicado a Cuvier.

Dendrochirus del griego δένδρον = árbol + γυρυς = redondo.

depressifrons del latín *depressa* = hundida + *frons* = frente.

diabolus del latín *diabolus* = diablo.

elongata dl latín *elongata* = alargada.

felis del latín *felis* = gato.

filamentosus del latín *filamentosus* = con filamentos.

frondosa del latín *frondosa* = frondosa con hojas

fuscescens, del latín *fuscescens* = ennegrecido.

grandicornis del latín *grandicornis* = con grandes cuernos.

granulata del latín *granulata* = con gránulos.

hippos del griego ἵππος = caballo.

Holophryne del griego ὅλος = entero total + φρυνή = sapo.

horrida del latín *horridus* = erizado en femenino.

imitata del latín *imitata* = imitada.

inermis del latín *inermis* = desarmado.

Inimicus del latín *inimicus* = enemigo.

inornatus del latín *inornatus* = sin adornos

Iracundus del latín *iracundus* = iracundo.

jamaicensis procedente de Jamaica.

japonica procedente del japón.

japonicus procedente del japón.

limbatus limbatus del latín *limbatus* = con borde.

lineatus lineatus del latín *lineatus* = con líneas.

longimanus del latín *longus* = largo y *manus* = mano.

longispinis del latín *longispinis* = con espina larga.

lunulata, del latín *lunulata* = con lunas.

macrocephalus del griego μακρός = grande y κεφαλή = cabeza.

maculatus del latín *maculaus* = con manchas.

maculosa del latín *maculosa* = manchada.

marinus del latín *marinus* = procedente del mar.

marmorata del latín *marmorata* = con aspecto de mármol.

marmoratus del latín *marmoratus* = con aspecto de mármol.

megalops del griego μέγας = grande + ὄψις = aspecto.

Melacanthus del griego μέγας = grande + ἄκανθος = espina.

mexicanus procedente de México.

monodactylus del griego μόνος = única + δάκτυλος = dedo.

monstrosa del latín *monstruosa* = monstruosa.

montevidensis procedente de Montevideo.

mucosa del latín *mucosa* = mucosa.

Multifasciata del latín *multifasciatus* = con muchas bandas.

nana del latín *nana* = enana.

Neovespicula del griego νέος = nuevo + dellatín *vsìcula* = avispita.

niger del latín *niger* = negro oscuro.

nigricauda del latín *nigricauda* = con cola negra.

nigrolineatus del latín *nigrolineata* = con líneas negras.

notata del latín *notata* = destacada.

ocellatus del latín *ocellatus* = con ocelos.

olivaceus del latín *olivaceus* = oliváceo.

ovalis del latín *ovalis* = oval.

oxycephala del griego ὀξύ = agudo y κεφαλή = cabeza.

papuensis procedente de Papúa-Nueva Guinea.

Paracanthurus del griego παρά = junto a + ἄκανθος = espina.

Parascorpaena del griego παρά = junto a + del latín *scorpaena* = cabracho.

Parapterois del griego παρά = junto a + πτερόν = ala aleta.

pictus del latín *pictus* = de vivo colorido adornado.

Pterois del griego πτερόν = ala aleta.

punctata del latín *punctata* = con puntos.

punctatus del latín *punctatus* = con puntos.

quadrizonatus el latín *quadrizonatus* = con cuatro zonas.

quincarinatus del latín *quinque* = cinco + *carinatus* = quillas.

radiata del latín *radiata* = con radios.

radiatus del latín *radiatus* = con radios.

refulgens del latín *refulgens* = brillante.

reticulata del latín *reticulata* = reticulada.

rivulatus del latín genitivo de *rivulus* = del río.

robusta del latín robusta = fuerte.

saurus del griego σαῦρος = lagarto.

scaber del latín *scaber* = áspero.

Scorpaena del latín *Scorpaena* = cabracho.

Scorpaenopsis del latín *Scorpaena* = cabracho + ὄψις = aspecto.

sexspinosus del latín *sexspinosus* = con seis espinas.

Siganus del latín *siganus* = pez conejo. así llamado por la similitud de su hocico.

stellatus stellatus del latín *stellatus* = con estrellas.

striatus del latín *striatus* = con estrías.

sulphureus del latín *sulphureus* = de azufre.

Synanceia del griego σύν = con y ἄγκος = corvadura.

taeniatus del latín *taeniatus* y este del griego ταινία = banda = con bandas.

Taeniura del griego ταινία = banda + οὐρά = cola.

tricanthus del griego τρι = tres + ἄκανθος = espina.

trimaculatus del griego τρι = tres + del latín *maculatus* = con manchas.

tuberosus del latín *tuberosus* = jorobado.

unicornis del latín *unicornis* = con un cuerno.

unimaculatus del latín *unimaculatus* = con una mancha.

Uranoscopus del griego οὐρανός = cielo y σπονομέω = yo miro.

vermiculatus del latín *vermiculatus* = con aspecto de lombriz

verrucosa del latín *verrugosa* = con verrugas.

versicolor del latín *versicolor* = tornasolado.

Vespicula del latín *vespula* = avispa pequeña.

violacea del latín *violácea* = de color violeta.

vipera del latín *vipera* = víbora.

y-graecum del latín *y-graecum* = y-griega.

2.2.- Anfibios (Amphibia).

Adelphobates del griego ἀδελφή = hermana y βατης = caminante de βαίνω = yo me
    muevo.

auratus del latín *auratus* = dorado.

aurotaenia del latín *auratus* + *taenia* = banda.

bicolor del latín *bicolor* = con dos colores.

bifasciatus del latín *bifasciatus* = con dos bandas.

Ceratophrys del griego κεράστης = cuerno y ὀφρυς = frente.

Dendrobates del griego δένδρον = árbol y βατης = caminante de βαίνω = moverse.

Echinotriton del griego ἔχις = víbora + Trit+on (Τριτόν) dios marino.

Epipedobates del griego ἐμί = sobre + βατης = caminante, de βαίνω = moverse.

leucomelas del griego λευκός = blanco + μέλας = negro.

lugubris del latín *lugubris* = de luto.

marinus del latín *marinus* = procedente del mar.

nubeculosus del latín *nubeculosus* = nuboso.

*Phyllobates*del griego φίλος = amigo + βατης = caminante de βαίνω = moverse.

terribilis del latín *terribilis* = terrible.

truncatus del latín *truncatus* = truncado

viridescens del latín *viridescens* = de tono verdoso.

vittatus del latín *vittatus* = que debe ser evitado.

2.3.- Lagartos (Lacertilia).

Heloderma d el griego ἕλος = pantano + δέρμα = piel.

horridum del latín *horridus* = áspero erizado.

komodoensis procedente de la isla de Komodo.

Megalania del griego μέγας = grande y ἀλαίνω = yo deambulo.

priscus del latín *priscus* = arcaico.

suspectum del latín *suspectum* = sospechoso.

2,4.- Serpientes (Serpentes)
2.4.1.- Elapidae.

Acanthophis, del griego ἄκανθος = espina + ὄφις = serpiente.

aegyptia procedente de Egipto.

affinis, del latín *affinis* = parecido, vecino.

Agkistrodon, del griego ἄγιστρον = gancho + ὀδών = diente.

Andamanensis procedente de la isla Adaman.

annulata, del latín *annulata* = con anillos.

annulatus, del latín *annulatus* = con anillos.

annulifera, del latín *annulus* = anillo + del griego φέρω = yo llevo encima.

anomalus, del latín *anomalus* = fuera de lo normal.

antarcticus, del latín *antarticus* = muy sureño

Aspidelaps, del latín *aspis* y este del griego ἀσπις = víbora + del latín *elapsus* = escurridizo.

Aspidomorphus, del latín *aspis* y este del griego ἀσπις = víbora + μορφή = forma.

australis procedente de Australia .

Austrelaps del latín *australis* sureño + *elapsus* = escurridizo.

bicolor del latín *bicolor* = con dos colores.

bimaculatus, del latín *bimaculatus* = con dos manchas.

Brachiaspis del griego βραχύς = corto + del latín *aspis* y este del griego ἀσπις = víbora.

Bungaroides de *Bungarus*, género de ofidios y οἴδες = similar.

Cacophis del griego κακός = malo + ὄφις = serpiente.

caeruleus del latín *caeruleus* = azulado.

calligaster del griego κάλλος = belleza + γαστήρ = estómago.

Calliophis del griego κάλλος = belleza + ὄφις = serpiente.

candidus del latín *candidus* = blanco brillante.

carinatus del latín *carinatus* = provisto de quilla.

ceylonicus procedente de Ceilán.

Colletes del griego κολληωτος = bien constituido.

coronat, del latín *coronata* = coronado.

coronoides del latín *coronata* = coronado + εἶδος = parecido.

curta del latín *curtua* = pequeña.

Dendroaspis del griego δένδρον = árbol + ἀσπις = culebra venenosa,

diadema del griego διάδημα = diadema.

Elapognathus del latín *elapsus* = escurridizo + del griego γνάθος = mandíbula.

elapoide, del latín *elapsus* = escurridizo y del griego εἶδος = parecido.

Elaps del latín *elapsus* = escurridizo.

Elapsoidea del latín *elapsus* = escurridizo + del griego εἶδος = de aspecto parecido.

fasciata del latín *fasciatus* = con bandas.

fasciatus del latín *fasciatus* = con bandas.

fasciolatus del latín *fasciolatus* = con bandas

flagellum del latín *flagelum* = látigo.

Flaviceps del latín *flaviceps* = amarillento.

gracilis del latín *gracilis* = esbelto.

Hemiaspis del griego ἥμι = semi + del latín *aspis* y este del griego ἀσπις = víbora.

Hemibungarus del griego ἥμι = medio + *Bungarus* género de ofidios.

Homoroselaps, del griego ὁμαλος = igual + del latín *elapsus* = escurridizo.

Hoplocephalus del griego οπλον = armadura y κεφαλή = cabeza.

*incredibilis,*del latín *incredibilis* = increíble-

inframacula del latín *infero* = debajo y *maculata* = con manchas.

intermedia del latín *intermedius* = que está en la mitad.

labialis,del latín *labiales* = de los labios.

Leptomicrurus del griego λεπτός = delgado + *micruros* = género de ofidios.

littoralis procedente del litoral.

lividus, del latín *lividus* = pálido.

longissimus del latín *longissimus* = muy largo.

lubricus del latín *lubricus* = resbaladizo.

maculata del latín *maculata* = con machas.

magnimaculatus d.el latín *magnimaculatus* = con grandes manchas.

mandalayensis procedente de Mandalay.

Melanoleuca del griego μέλανος = negro y λευκός = blanco.

melanurus del griego μέλανος = negro.

Micropechis del griego μικρός = pequeño + ἔχις = víbora.

Micruroides del griego μικρός = pequeño + εἶδος = parecido.

Micrurus del griego μικρός = pequeño.

minimus del latín *minimus* = muy pequeño.

minor del latín *minor* = menor, más pequeño.

modesta del latín *modestus* = mesurado.

mossambica procedente de Mozambique.

multifasciata, del latín *multifasciata* = con muchas bandas.

multifasciatus del latín *multifasciatus* = con muchas bandas.

Naja, del sánscrito *naja* = cierta clase de ofidio venenoso.

niger del latín *niger* = negro.

nigra del latín *nigrus* = ser o estar negro.

nigrescens del latín *nigrescens* = ennegrecido.

nigrocinctus del latín *nigrocinctus* = con bandas negras.

nigrostriatus del latín *nigrostriata* = con líneas negras.

nivea del latín *nivea* = blanco de nieve.

nubiae procedente de Nubia.

olivacea, del latín *olivacea* = de color aceitunado.

Ophiophagus del griego ὄφις = serpiente + φαγυς = comer.

ornata del latín *ornata* = adornada.

pallida, del latín *pallidus* = pálida.

papuanus procedente de Papúa.

Paranaja, del griego παρά = junto a + *Naja*, género de ofidios.

philippinensis procedente de Filipinas.

praelongus del latín *praelongus* = muy largo.

Pseudechis del griego ψεῦδος = falso + ἔχις = víbora.

Pseudohaje del griego ψεῦδος = falso + *Haja* género de serpiente.

Pseudonaja del griego ψεῦδος = falso + *Naja* género de serpiente.

punctata del latín *punctata* = con puntos.

Rhinoplocephalus del griego ῥινος = nariz + κεφαλή = cabeza.

rhodogaster del griego ῥοδο = rosa + γαστήρ = estómago.

Rhynchoelaps del griego ῥύγχος = trompa + del latín *elapsus* = escurridizo.

Rhynochephalus del griego ῥύγχος = trompa + κεφαλή = cabeza.

rugosus del latín *rugosus* = arrugado.

sagittifera del latín *sagittifer* = armado con flechas.

scutatus del latín *scutatus* = provisto de escudo.

scutellatus del latín *scutellatus* = con aspecto de escudilla o plato.

semifasciatus del latín *semifasciatus* = con medias bandas

siamensis procedente de Indochina,

Simoselaps del griego σιμός = chato, romo + del latín *elapsus* = escurridizo.

squamulosus del latín *squamosus* = escamoso.

sumatrana procedente de Sumatra.

superba del latín *superas* = soberbia, orgullosa.

superbus superbus, del latín *superbus* = soberbio, orgulloso.

surinamensis procedente de Surinam.

temporalis del latín *temporalis* = temporal, no duradero.

dtextiles del latín *textiles* = tejido.

Toxicocalamus del griego τοξικόν = veneno + del latín *calamus* = flauta o pluma de
escribir.

tristis, del latín *tristis* = triste, afligido.

Vermicella, del latín *vermes* = lombriz, en diminutivo femenino.

vermiformes del latín *vermes* = lombriz + del griego μορφή = forma, aspecto.

Vestigiata del latín *vestigiata* = con vestigios.

viridis viridis, del latín *viridis* = verdoso.

vittatus del latín *vittatus* = que debe ser evitado.

2.4.2.- Hydrophiidae.

Acalyptophis del griego ακαλυπτός = desnudo y ὄφις = serpiente.

annulatus del latín *annulata* = con anillos.

anomalus del latín *anomalus* = fuera de lo normal.

Astrotia del griego ἀτήρ = astro.

bituberculatus del latín *bituberculatus* = con dos tubérculos.

caerulescens , del latín *caeruleus* = azulado.

colubrina del latín *colubrina* = con aspecto de serpiente.

curtus del latín *curtus* = pequeño, reducido.

cyanocinctus del griego κύανος = azul + del latín *cinctus* = cinturón de la toga.

Disteira del griego δυς = difícil + δέρη = cuello.

elegans del latín *elegans* = distinguido.

Emydocephalus del griego εμυς = tortuga ψ κεφαλή = cabeza.

Enhydrina del griego ἔφυδρος = húmedo, mojado, latinizado en femenino.

fasciatus del latín *fasciatus* = con bandas.

foliosquama del latín *folia* = hoja + *squama* = escama.

fuscus del latín *fuscus* = oscuro.

 gracilis del latín *gracilis* = esbelto.

Hydrelaps del griego ὕδρω = agua + ὄφις = serpiente.

Hydrophis del griego ὕδρω = agua + ὄφις = serpiente.

inornatus del latín *inornatus* = sin adorno.

laevis del latín *laevus* = izquierdo.

Laticauda del latín *laticauda* = con cola ancha.

mayor del latín *mayor* = grande.

melanocephalus del griego μέγας = grande + κεφαλή = cabeza.

melanosoma del griego μέγας = grande + σῶμα = cuerpo.

Microcephalopis del griego μικρός = pequeño + κεφαλή = cabeza.

nigrocincta, del latín *nigrocincta* = con bandas negras.

nigrocinctus del latín *nigrocinctus* = con bandas negras.

obscurus del latín *obscurus* = oscuro.

ornatus del latín *ornatus* = adornado.

pacificus del latín *pacificus* = pacífico.

Parahydrophis del griego παρά = junto a + ὕδωρ = agua + ὄφις = serpiente.

parviceps del latín *parviceps* = pequeñajo.

Pelamis del griego πελαμυς = atún pequeño.

platurus del griego πλάτος = ancho + οὐρά = cola.

schistosa del latín *schistos* y este del griego σχιστός = escindido, esquisto.

semifasciata del latín *semi* = medio, casi y *fasciatus* = con bandas.

spiralis del latín *spira* = espira, rosca de las serpientes.

tenuis del latín *tenuis* = delgado, débil.

Thalassophina del griego θάλασσα = mar y ὄφις = serpiente, latinizado en diminutivo
    femenino.

Thalassophis del griego ϑάλασσα = mar + ὄφις = serpiente.

viperina del latín *vipera*, latinizado en diminutivo femenino = viborita.

2.4.5.- Viperidae.

Adenorhinus del griego ἀδήν = glándula + ῥινός, genitivo de ῥίς = nariz.

albicornuta del latín *albicornuta* = con cuernos blancos.

Albolabris del latín *albolabris* = con lábios blancos.

ammodytoides del griego ἄμμος = arena + οἴδες = similar.

andianus procedenee de los Andes.

angelensis procedente de la isla del Ángel, en el golfo de California (México).

aspis del latín *aspis* y este del griego ἀσπις = víbora.

Atropoides del latín *Atropos* = Atropos (Ἄτροπος), una de las Parcas + del griego
οἴδες = similar.

atropos dedicada a Atropos (Ἄτροπος), una de las Parcas (o Moiras), que presidía la
muerte.

atrox del latín *atrox* = terrible.

aurifer del latín *aurifer* = aurífero, con oro

basiliscus dedicado a basilisco, anumal mítico que mataba con su mirada.

bicolor del latín *bicolor* = de dos colores.

bilineata del latín *bilinata* = con dos líneas

bilineatus del latín *bilinatus* = con dos líneas.

borneensis procedente de Borneo

Bothriechis del griego βόϑρος = hondonada + ἔχις = vibóra

Bothriopsis del griego βόϑρος = hondonada + ὤψ = aspecto.

Bothrops del griego βόϑρος = hondonada

brazili procedente del Brasil

Calloselasma del griego κάλλος = belleza y σέλας = luz.

caribbaeus procedente de l a isla del Caribe Sta. Lucía,

carinatus del latín *carinatus* = provisto de quilla.

catalinensis procedente de la isla Santa Catalina en el golfo de California (México).

caudalis del latín *cauda -lis* = de la cola.

Cerastes del griego κεράστης = que tiene cuernos.

colombianus procedente de Colombia.

coloratus del latín *coloratus* = coloreado.

cornutus del latín *cornutus* = con cuernos.

corpulenta del latín *corpulenta* = de gran tamaño corporal.

Crotalus del latín *crotalus* y este del griego κρόταλον = crótalo.

cdeserti procedente del desierto.

Echis del griego ἔχις = víbora.

elegans del latín *elegans* = distinguido.

erythromelas del griego ἐρυθρός = rojo.

fasciatus del latín *fasciatus* = con bandas.

Flavomaculatus del latín *flavomaculatus* = con manchas amarillentas.

flavoviridis del latín *flavis* = amarillo + *viridis* = verdoso.

gabonica procedente del Gabón.

gracilis del latín *gracilis* = esbelto.

hesperus del griego ἑσπέρα = occidente, poniente.

Himalayanus ptocedente del Himalaya

horridus del latín *horridus* = áspero, erizado.

inornata del latín *inornata* = sin adornos-

Insulares procedente de la isla Queimada Grande (Brasil)

intermedius del latín *intermedius* = intermedio.

labiales del latín *labiales* = de los labios.

Lachesis dedicada a Laquesis, una de las tres Moiras, personificación del destino, representadas como tres ancianas hilanderas, correspondiendo a Lachesis la figura de la suerte.

lanceolatus del latín *lanceolatus* = con aspecto de lanza.

lateralis del latín *lateralis* = costado.

lepidus del latín *lepidus* = gracioso

leucogaster del griego λευκός = blanco y γαστήρ = vientre

macrolepis del griego μακρός = grande y λεπίς = escama.

Macrovipera del griego μακρός = grande + del latín *vipera* = víbora.

maculatus del latín *maculatus* = con manchas.

malabaricus prodente de desierto de Malabar.

mauritanica procedente de Mauritania.

medusa dedicada a Medusa, una de las Gorgones, con serpientes en vez de cabellos en su cabeza.

megalocephalus del griego μέγας = grande y κεφαλή = cabeza.

melanocephala del griego μέγας = grande y κεφαλή = cabeza.

Melanurus del griego μέγας = grande y κεφαλή = cabeza.

microphthalmus del griego μικρός = pequeño + ὀφταλμός = ojo.

Montatheris del inglés *mount* = montaña + *Atheris*, género de ofidios.

monticola del latín *moticola* = el que habita en el monte.

microsquamatus del griego μικρός = pequeño + del latín *scuamatus* = escmoso.

muertensis procedente de de la isla del Muerto, en el golfo de California (México).

Nasicornis del latín *nasicornis* = con un cuerno en la nariz-

nasutum del latín *nasutum* = narigudo.

nigroviridis del latín *nigroviridis* = negroverdoso.

Ocellatus del latín *ocellatus* = con ocelos.

Okinawenis procedente de la isla de Okinawa (Japón).

oligolepis del griego ὀλιγος = escaso, en poco número + λεπίς = escama.

palaestinae procedente de Palesina.

parviocula del latín *parvus* = pequeño + *oculus* = ojo.

persicus procedente de Persia.

peruviana procedenete del Perú.

pictus del latín *pictus* = de vivo colorido, adornado.

piscivorus del latín *piscis* = peces y *voro* = devorar.

Porthidium del griego πορθέω = desbastar + el sufico *-idus* = naturaleza.

Proatheris del griego πρό = delante + *Atheris*, género de ofidios.

Pseudocerastes del griego ψευδής = falso + *Cerastes,* género de ofidios.

pulchra del latín *pulcra* = límpia.

punctata del latín *punctata* = punteada.

purpureomaculatus del latín *purpureomaculatus* = con manchas purpúreas.

ravus del latín *ravus* = gris amarillento.

rhombeatus del latín *rhomeatus* = con rombos.

rubida del latín *rubrum* = roja.

sanctaecrucis procedente de Santa Cruz.

scutulatus del latín *scutulatus* = con escudo.

Sistrurus del griego σείστρουρος = sistrúm (antiguo instrumento musical de metal en forma de aro o de herradura y atravesado por varillas, que se hacía sonar agitándolo con la mano).

stenophrys del griego στενός = estrecho + ὄφις = serpiente.

sumatranus procedente de Sumatra.

taeniata del latín *taeniata* = con cintas.

Tancitarensis procedente del *del cerro* Tancítaro en Michoacán, en el oeste de México.

tibetanus procedente del Tibet.

tortugensis procedente de la isla Tortuga, en el golfo de California (México).

trigonocephalus del griego trivgonon = triángulo y κεφαλην = cabeza.

undulatus del lartín *undulatus* = ondulado.

unicolor del latín *unicolor* = de un solo color.

ussuriensis procedente del río Usuri.

vegrandis procedente de Vega Grande (Venezuela).

venezuelensis procedente de Venezuela.

vipera del latín *vipera* = víbora.

viridis del latín *viridis* = verdoso.

volcanicum procedente de los volcanes.

wagneri dedicado a Wagner.

yucatanicum procedente del Yucatán (México).

2.4.4.- Colubridae.

bolivianus procedente de Bolivia.

capensis procedente del Cabo.

ceylonensis procedente de Ceilán.

dendrophila del griego δένδρον = árbol + φίλος = amigo.

Elapomorphus del latín *elapsus* = escurridizo + μορφή = forma.

irregularis del latín *irregularis* = irregular.

lepidus del latín *lepidus* = gracioso.

Leptophis del griego λεπτός = delgado + ὄφις = serpiente.

nivea del latín *nivea* = blanco de nieve.

oxyrhynchus del griego ὀξύ = agudo + ῥύγχος = pico, hocico.

Trimorphodon del griego τρι = tres + μορφή = forma, figura + ὀδών = diente.

2.5.- Tortugas marinas (Testudines)

Chelonia del griego χελώνη = tortuga, de χελώνη(Irregularmente toxicas por ingestión)

imbricata del latín *imbricata* = imbricada. (Irregularmente toxicas por ingestión)

3.- Mamíferos (Mammalia).

3.1.- Monotremas (Monotremata).

anatinus del latín *anatinus* = parecido a un pato.

Ornithorhynchus del griego ὄρνισ = pájaro + ῥύγχος = pico, hocico.

3,2.- Insectívoros (Insectivora).

cubanus procedente de Cuba,

del griego σωλήν = tubo, conducto, canal + ὀδούς = diente

3.3.- Loris lentos (Primates estrepsirrinos).

bengalensis procedente del golfo de Bengala

*Nycticebus Pygmaeus*del latín *pygmaeus* = pigmeo, de poca talla

3.4.- Focas y morsas (Pinnipedia).

Barbatus del latín *barbatus* = con barba.

Erignathus del griego ἔρι = mucho y γνάθος = mandíbula.

hispida del latín *hispidus* = erizado.

3.5.- Ballenas, marsopas, delfines, cachalotes etc. (Cetacea).

Balaenoptera del latín *balaena* = ballena + del griego πτερονν = ala o aleta.

borealis del latín *borea* = viento del norte y este del griego boreva~ = viento norteño
    frío.

Delphinapterus del griego δελφις = delfín + απτερόν = sin aleta.

leucas del griego λευκός = claro, blanco.

macrocephalus del griego μακρός = grande + κεφαλή = cabeza

Neophocaena del griego νενος *= nuevo + fokaena = foca.*

phocaenoides del griego φοκαενα = foca + εἶδος = parecido.

3.6.- Oso polar (Ursidae).

maritimus del latín *maritimus* = del mar.

Ursus del latín *ursus* = oso.

4.- Taxas superiores y nombres vulgares.

Abeja del latín *apicula* = abeja.

Acanlefo del griego ἀκαληφη = ortiga.

Ácaro del griego ακαρέσ = diminuto, que no se corta.

Actinia del griego ἀκτίς = rayo.

Aglifas del griego α= sin + γλυφή = diente hendido.

Agnatha del griego α = sin + γνάθος = mandíbula.

Alacrán del árabe hispano *al'aqráb* y este del árabe clásico *'aqrab* = escorpión.

Amphibia del griego ἀμφί + βίος = vida.

Anelidae del latín *annellum* = anillo + del griego ίδες = parecido

Anfibios del griego ἀμφι = dos ambos + βιό = vida.

Anfipodos del griego ἀμφί = a los dos lados + ποδός genitivo de πούς = pie.

Anoplura del griego ἀνοπλος = sin defensa.

Anthozoa del griego ἄνθος = flor + ξῶον = animal.

Antozoos del griego ἄνθος = flor + ξῶον = animal.

Anuros del griego α = sin + οὐρά = cola.

Aphaniptera del griego ἀφανής = invisible + πτερόν = ala.

Aploactinidae del griego ἁπλόος = simple + ἀκτίς = rayo.

Ápteras del griego α = partícula privativa + πτερόν = ala.

Arachnida del griego αράχνη = araña + ιδες = parecido.

Arácnido del griego ἀράχνη = araña.

Araña del latín *Aranea* y este del griego ἀράχνη = araña.

Artropoda del griego ἄρθρον, = articulación + πούς = = pie

Artrópodos del griego αρθρον = unión + ποδος genitivo de πούς = pies.

Áspid del latín *aspis* y este del griego ἀσπις = víbora.

Asterodermo del griego ἀστερ = estrella + δέρμα = piel.

Asteroidea del griego ἀστερ = estrella + εἶδος = parecido.

Ave del latín *avis* = ave.

Avispa del latín *vespa* = avispa

Balaenoptera del latín *balaena* = ballena + del griego πτερόν = ala o aleta.

Batrachotoxina del griego βατραχειος = de las ranas + τοξικόν = veneno.

Bicha del latín *bestia* = bestia.

Bivalvos del latín *bi* = dos + *valvia* = valvas, placas.

Blattaria del latín *Blatta* = cucaracha + del griego ειδες = parecido.

Braquípteras del griego βραχύς + πτερόν = ala

Briozoos del griego βρύον = musgo + ξῶον = animal.

Cefalópodos del griego κεφαλή = cabeza + ποδός genitivo de πούς = pie.

Celentéreos del griego κείλος = hueco + θήριον = animal.

Cephalopoda del griego   κεφαλή = cabeza + ποδός = pies.

Ceratopogonidae del griego κέρας = cuerno + πωγων = barba

Cetacea del griego κῆτος = ballena, monstruo marino.

Chilopoda del griego χεῖλος = labio + πούς = pie.

Chilopoda del griego κηειλος = labio + ποδός = pie.

Chinche del latín *cimex* = chinche

Cnidaria del griego κνίδε = ortiga y *arium* = sufijo latino para hacer substantivos.

Cobra del portugués *cobra* = culebra.

Coelenterata del griego κοῖλος = hueco + ἔντερον = intestino.

Coleóptera del griego κολεός = estuche + πτερόν = ala.

Comezón del latín *comestio* (de *comestus*) = comido.

Copépodo del griego κώπη = remo + πους genitivo ποδος = pies

Craniana del latín *cranium* y este del griego κρανίον = cráneo.

Crinoidea del griego χρινον = lirio + εἶδος = parecido.

Crisálida del griego χρυσαλλίς -ιδος = dorado de χρυσός = oro.

Crustacea del latín *crusta* = costra + *aceum*, = relación, naturaleza de algo.

Crustáceo del latín *crusta* = costra + *aceum* = relacionado con.

Cubozoa del griego σκυφος = copa + ξῶον = animal.

Cucaracha del latín *cuca* = oruga de mariposa.

Culebra del latín *culebra* = culebra.

Dermatoptera del griego δέρμα = piel + πτερόν = ala.

Dinoflagelados del griego δῖνος = que da vueltas + del latín *flagellum* = flagelo látigo.

Diplopoda del griego διπλόος = doble + ποδός = pie.

Diptera del griego δίς = doble dos veces + τερόν = ala.

Diptioptera del griego διωπτυχος = plegado en dos + πτερόν = ala.

Echidna dedicado a Echipna monstruo de la mitología griega.

Echinasteridae del griego ἐχῖνος = erizo + εἶδος = de aspecto parecido.

Ectoparásitos ἔξω = exterior + παράσιτος = comensal

Ectoprocta del griego ἐκτός = fuera externo + πρωκτος = ano.

Efímera del griego ἐφήμερος = de un día.

Eleutherozoa del griego ἐχῖνος = erizo + ξῶον = animal.

Equinodermos del griego ἐχῖνος = erizo + δέρμα = piel.

Equinoideos del griego ἐχῖνος = erizo + εἶδος = parecido.

Erebia dedicado a Erebo hijo del Caos. Evoca oscuridad y tinieblas.

Escarabajo del latín vulgar *scarabaius* = escarabajo.

Esclerito del griego σκλήρωσις = endurecimiento.

Escolopendra del latín *scolopendra*+ este del griego σκολπενδρα = ciempiés.

Escorpión del latín *scorpio* = alacrán.

Esponja del latín *spongia* = esponja.

Estigma del griego στίγμα = mancha.

Eumalacostraca del griego ευ = verdadero + μαλακός = blando + ὄστρακον = concha.

Filaria del latín *filum* = hilo.

Formica del latín *formica* = hormiga.

Garrapata del pre-romano *caparra* = garrapata.

Gastropoda o Gasterópodos del griego γαστήρ = estómago + ποδός genitivo de πούς
    = del pie.

Gnathostoma del griego γνάθος = mandíbula + στόμα = boca.

Gular del latín *gula* = garganta.

Haplorrhini del griego ἁπλόος = sencillo + ῥίς = nariz.

Hematófagos del griego αἷμα = sangre + φάγομαιν = comer.

Hemiptera del griego ἡμι = media + πτερόν = ala.

Hermafroditismo del francés *hermaphrodite* = que tiene dos sexos.

Heterópteros del griego ἕτερος = diferente + πτερόν = ala.

Hidrozoa del griego ὕδωρ = agua y ξῶον = animal.

Hipofaringe del griego ὑπό = debajo + φάγοπμαιν = comer.

Hipognata del griego ὑπό = debajo + γνάθος = mandíbula, carrillo.

Holothuroidea del griego ὁλοτηυριον = que se agita totalmente.

Hormiga del latín *formica* = hormiga.

Huevo del latín *ovum* = huevo

Hydroides del griego ὕδωρ = agua + εἶδος = parecido.

Hydrozoa del griego ὕδωρ = agua + ξῶον = animal.

Hymenoptera del griego ὑμην = membrana + πτερόν = ala.

Insectívoros del latín *insectum* = insecto + *vorare* = devorar.

Insecto del latín *insecare* = divididos.

Isopodos del griego ἰσο = igual + πούς genitivo ποδός = pies.

Larva del latín *larva* = fantasma.

Lepidoptera del griego λεπίς -ιδοσ = escama + πτερόν = ala.

Lígula del latín *ligula* = lengüeta.

Linuchidae de *Linuche* género zoológico y εἶδος = parecido.

Loris del holandés *loris* = payaso.

Lucífugas del latín diminutivo de *lux* = lucecita + *fuga* = huida apresurada.

Macrópteros del griego μακρός = grande + πτερόν = ala.

Malacostracea del griego μαλακός = blando + ὄστρακον = concha.

Mallofaga del griego μαλλός = mechón de lana + φάγοπμαιν= comer.

Mamiferoides del latín *mamifera* = mamífero + del griego εἶδος = parecido.

Mesonoto del griego μέσος = en medio + νωτος = dorso.

Metatórax del griego μετά = en medio + del latín *thorax y* este del griego θώραξ = tórax.

Miriápodo del griego μυριάς = diez mil + πούς genitivo ποδός = pies

Mola del latín *mola* = molino de piedra

Molusco del latín *mollusca* = blando.

Monodontidae del griego μονο = único + ὀδών = diente.

Monotrema del griego μόνος = uno solo + τρῆμα = orificio.

Mosca del latín *musca* = mosca.

Mosquito del latín diminutivo de *mosco* = pequeña mosca.

Mutila del latín *motilis* = móvil.

Myriapoda del griego μύρια neutro de μύριοι = muchos + πούς - ποδός = pie.

Naja del sánscrito *naja* = cierta clase de ofidios venenosos.

Nematocera del griego νῆμα genitivo νῆματος = hilo + κερας = cuerno.

Neuroptera del griego νεῦρον = nervio + πτερόν = ala.

Ninfa del latín *nympha* y este del griego νύμφη = estado juvenil de menor tamaño que

el adulto con incompleto desarrollo de las alas.

Nudibranchia del latín *nudus* = desnudo sin cubrimiento + *branchia* = branquia.

Ocelo del latín *ocellus* = ojito.

Ofidio del griego ὀφίδιον diminutivo de ὄφις = serpiente.

Oligochaeta del griego ὀλιγος = en poco número + χαίτη = cerda.

Omnivoras del latín *omnis* = todo + *vorare* = devorar.

Ooquiste = del griego ὠόν = huevo + κύστις = vejiga.

Ooteca del griego ὠόν = huevo + θήκη = armario de guardar.

Opérculo del latín *operculum* = tapadera.

Opistoglifas del griego ὄπισθεν = hacia atrás + γλυφή = diente hendido.

Opistognata del griego ὄπισθε en compuestos ὀμισθο = hacia atrás + γνάθος = mandíbula carrillo.

Opistomegadontes del griego ὄπισθεν = hacia atrás + μέγας = grande + οδούς = diente

Ornithorhynchus del griego ὄρνισ = pájaro y ῥύγχος = pico hocico.

Oruga del latín vulgar *uruca* (de *eruca*) = oruga.

Ovíparo del latín *oviparus* = que pone huevos.

Palpo del latín *palpum* = apéndice cefálico táctil.

Pelmatozoa del griego πέλμα = planta del pie.+ ξῶον = animal.

Pez del latín *piscis* = pez.

Phocidae del latín *phoca* y este del griego φώκη = foca.

Piojo del latín *peduculus* = piojo.

Poliquetos del griego πολύς = mucho numeroso + χαίτη = cerda.

Polychaeta del griego πολύς = mucho numeroso + χαίτη = cerda.

Porifera del latín *porus* y este del griego πορυς = vía pasaje + φόρος = que lleva adjetivo de φέρω = llevar.

Probóscide del latín *proboscis* = trompa.

Prognata del griego πρό = hacia delante + γανάθος = mandíbula.

Pronoto del griego πρό = delante + νωτος = dorso.

Proteroglifas del griego πρῶτος = delantero y γλυφή = diente hendido.

Protophormia del griego πρῶτος = primero + φορμον~ = cesta.

Pteropteros del griego πτεγωρόν = ala + ποδός genitivo de πούς = pie.

Pulga del latín *pulica* (de *pulex -ĭcis*) = pulga.

Pupipara del latín *pupa* = muñeca + *parere* = parir.

Radiadas, proviene del griego ακτὶς = rayo.

Rana del latín *rana* = rana.

Reptil del latín *reptilis* = reptil.

Salamandra del griego σαλαμάνδρα = salamandra

Sepia del latín *sepia* y este del griego σηπία = sepia.

Serpiente del latín *serpens* de *serpere* = arrastrarse.

Siphonoptera del griego σίφων = sifón + tuboπτερόν = ala.

Solenoglifas del griego σωλήν = tubo + γλυφή = diente hendido.

Somático del griego σωματικός = corporal.

Sternopygidae del griego στέρνον = pecho + πυγη = ano rabadilla.

Strepsirrhini del griego στρέφω = curvo + ῥίς = nariz.

Tábano del latín *tabanus* = tábano.

Taxon del griego ταζος = ordenamiento.

Tetradontidae del griego τέτρα = cuatro + ὁδών = diente.

Tetrapoda del griego τέτρα = cuatro + ποδός (genitivo de πούς) = pies

Thysanoptera del griego θυσανος = fimbria + πτερόν = ala.ala.

Toxica del griego τοξικόν = veneno.

Tritón es una dedicación a Tritón, dios marino hijo de Neptuno y Anfrite.

Troglobio del griego τρώγλη = caverna + βίος = vida.

Vermiformes del latín *vermes* = lombriz y del griego μορφή = forma aspecto.

Vertebrados del latín *vertebratus* = con vértebras.

Víbora del latín *vipera* = víbora.

Vivíparas del latín *viviparus* = que pare hijos bien desarrollados.

4.1.- Nomenclatura médica.

4.1.1.- Prefijos modificativos.

bradi- del griego βραδύς = lento.

endo- del griego ἔνδον = dentro.

hema- del griego αἷμα = sangre

hiper- del griego ὑπέρ = exceso.

hipo- del griego ὑπό = deficit falta

macro- del griego μακρός = grande.

mega- del griego μέγας = muy grande.

taqui- del griego ταχύς = rápido.

exo- del griego ἔξω = exterior

4.1.2.- Sufijos modificativos.

-algia del griego ἄλγος = dolor.

-eidos del griego εἶδος = semejante

-geno del griego γεννάως = engendrar

-hemia del griego αἷμα = sangre.

-itis del griego ιτις = inflamación.

-oma del griego ωμα = tumoración.

-osis del griego ωσις = degeneración.

4.1.3.- Denominaciones.

Adenopatía del griego ἀδήν = glándula + πάθος = enfermedad.

Alergia el griego ἄλλος = diferente y ἔργον = reacción

Ampolla del latín *ampulla* = vejiga.

Andrófilo del griego ανδρός genitivo de ἀνήρ = varón + φίλος = amigo.

Anemia del griego ἀν = sin y αἷμα = sangre.

Aneurisma del griego ἀνεύρυσμω = dilatar.

Angio del griego ἀγγεῖον = vena.

Apatía del griego ἀπάθεια = dejadez.

Apirexia del griego ἀπυρεξία = sin fiebre.

Artralgia del griego ἄρθρον = articulación + ἄλγος = dolor.

Asma del griego ἄσθμα = sin respiración de ἄω = respirar.

Ataxia del griego ἀ = sin y τάξις = orden.

Atetosis del griego αθετος = sin posición fija.

Atrofia del griego ἀτροφία = sin nutrición.

Bradicardia del griego βραδύς = lento + καρδία = corazón.

Cápsula del latín *capsula* = cajita.

Cardiomegalia del griego καρδία = corazón + μέγας = grande.

Carnívora del latín *carnis* = carne + *vorare* = devorar.

Cefalea del griego κεφαλή = cabeza.

Cianosis del griego κύανος = azul.

Citotóxico del griego κύτος = célula + τοξικόν = veneno para emponzoñar las flechas

de τόξον= arco.

Colapso del latín *collapsus* = caída.

Conjuntivitis del latín *coniunctus* = lo que junta.

Corea del griego χορεία = danza.

Coriorretinitis del griego χόριον = membrana + del latín *rete* = red.

Chancro del francés *chancre* y este del latín *cancri* genitivo de *cancer* = chancro.

Dérmica del griego δέρμα= piel.

Dermis del griego δέρμα = piel.

Diáfisis del griego διάφυσις = intermedio.

Disfagia del griego δύς = mal + φάγοπμαιν = comer.

Disnea del griego δύς = mal + πνέω = respirar.

Eczema del griego ἔκζημα = hervir.

Edema del griego οἴδημα = hinchazón.

Endemia del griego ἐν = en δῆμος = población.

Endocitosis del griego ἔνδον = dentro + κύτος = célula.

Endotoxinas del griego ἔνδον = dentro + τοξικόν = veneno.

Entomofobia del griego ἔντομος = insecto + φοβέω = temor.

Eosinofilia del griego ἠώς = aurora + φίλος = amigo.

Epidemia del griego ἐμί = sobre + δῆμος = población.

Epistaxis del griego ἐμί = sobre + στάζω = fluir.

Epizootia del griego ἐμί = sobre + ξῶον = animal.

Eritema del griego ἐρύθημα= rubicundez.

Eritrocito del griego ἐρυθρός = rojo y κύτος = célula.

Escara del griego ἐσχάρα = costra.

Espasmo del griego σπασμός = contracción.

Esplenomegalia del griego σπληνός genitivo de σπλήν = bazo + μεγάλημ femenino de μέγας = grande.

Estomatitis del griego στόμα = boca.

Exantema del griego εξανθημα = florecer.

Extrasístole del latín *extra* = fuera de + συστολή = contracción.

Faringitis del griego φάρυγξ = faringe.

Fascias del latín *fascia* = faja.

Febrícula del latín *febris* = fiebre.

Fobia del griego φοβέω = temor.

Fotofobia del griego φωτός genitivo de φῶς = luz + φοβέω = temor.

Glaucoma del griego γλαυκός = verde marino.

Granuloma del latín *granulum* = grano.

Hematemesis del griego de αιματος genitivo de αἷμα = sangre + ἔμεσις = vómito.

Hematuria del griego de αιματος genitivo de αἷμα = sangre + ὀυρέω = orinar.

Hemólisis del griego de αιματος genitivo de αἷμα = sangre + λύσις = disolución.

Hepatomegalia del griego ἧπαρ = hígado + μεγάλη femenino de μεγας = grande.

Hidrocele del griego ὕδωρ = agua + κήλη = tumor.

Hiperergia del griego ὑπέρ = exceso + εργον = esfuerzo.

Hiperpigmentación del griego ὑπέρ = exceso + del latín *pigmentum* = color.

Hiperplasia del griego ὑπέρ = exceso y πλάσσω = formar.

Hiperqueratosis del griego ὑπέρ = exceso κερατος genitivo de κέρας = cuerno.

Hipertermia del griego ὑπέρ = exceso y θερμή femenino de θερμός = calor.

Hipoproteinemia del griego ὑπό = bajo proteína [de πρῶτος = primero] + αἷμα = sangre.

Hipovolemia del griego ὑπό = bajo volumen + αἷμα = sangre.

Ictericia del griego ἰκτερός = amarillo; existe como sustantivo ικτερος = ictericia.

Induración del latín *induratio* = endurecimiento.

Insomnio del latín *in* = sin y *somnus* = sueño.

Iridiociclitis del griego ἴρις / ιριδος = arco iris + κύκλος = círculo.

Letargo del griego λήθη = olvido + ἀργός = inactivo lánguido.

Leucocitopenia del griego λευκός = blanco κύτος = célula + πενία = pobreza.

Leucocitosis del griego λευκός = blanco + κύτος = célula.

Leucopenia del griego λευκός = blanco + πενία = pobreza.

Linfático del latín *lymphaticus* (derivado de *lympha)* = humor acuoso.

Linfopenia del latín *lympha* = humor acuoso + del griego πενία = pobreza.

Lisis del griego λύσις = disolución.

Macrófago del griego μακρός = grande + φάγοπμαιν = comer.

Mácula del latín *macula* = mancha pequeña.

Megacolon del griego μεγας = grande + κολον = intestino grueso.

Megaesófago del griego μέγας = grande + οἰσο/φάγος que transporta comida.

Melena del griego μέλαινα femenino de μέλας = negro.

Mesenterio del griego μέσος = en medio + ἔντερον = intestino.

Metástasis del griego μετάστασις = cambio de lugar.

Mialgia del griego μυός genitivo de μῦς = músculo + ἄλγος = dolor.

Miocarditis del griego μυός genitivo de μῦς = músculo y καρδία = corazón.

Monofilética del griego μόνος = único + φῦλον = tribu género.

Necrosis del griego νεκρός = muerto.

Neural del griego νεῦρον = nervio.

Neutropenia del latín *neuter /neutra / neutrum* = ni uno ni otro + del griego πενία =

    pobreza.

Ótica del griego ὠτός genitivo de οὖς = oído.

Parálisis del griego παράλυω = aflojar.

Parestesia del griego παρά originariamente al lado de pero en palabras compuestas = anomalía + αἴσθησις = percepción.

Pericardio del griego περί = alrededor + καρδία = corazón.

Peritoneo del griego περιτόναιος derivado de μεριτείνω = extender alrededor.

Petequia del griego πιττάκια plural de πιττάκιον = emplasto [originariamente tira de pergamino para escribir].

Pigmentación del latín *pigmentum* = color.

Pirosis del griego πύρωσις = ardor.

Pleura del griego πλευρά = costado.

Postración del latín *prostratus* = abatido.

Prodrómica del griego πρόδρομος = que precede, de πρό = delante + δραμείν = correr.

Proteolísica del griego πρωτειοσ = lo que ocupa el primer lugar + λύσις = destruir.

Queratitis del griego κέρας= cuerno.

Quiluria del griego κυλός = jugo + οὖρον = orina.

Raquialgia del griego ῥαχις = espinazo + ἄλγος = dolor.

Rinitis del griego ῥινός genitivo de ῥίς = nariz.

Saprófago del griego σαπρός = podrido + φάγοπμαιν = comer.

Sialorrea del griego σίαλον = saliva + ῥέω = fluir.

Simbiótica del griego συμβιοω = que vive conjuntamente.

Sinapsis del griego συναψις = contacto, unión.

Síntoma del griego σύμτωμα = manifestación de enfermedad.

Somnolencia del latín *somnolentia* = ganas de dormir.

Taquicardia del griego ταχύς = rápido + καρδία = corazón.

Taquipnea del griego ταχύς = rápido + πνέω = respiración.

Toxina del griego τοξικόν = veneno de flechas.

Tropismo del griego τρόπος = giro.

Urticaria del latín *urtica* = ortiga.

Vesícula del latín *vesica* = vejiga

Zoofila del griego ξῶον = animal + φίλος = amigo.

Índice alfabético

Bibliografía.

AGASSIZ, L. (1842): *Nomina systematica generum Lepidopterum etc. tam viventium quam fossilium. in:* Nomenclator Zoologicus. Ed. Jent & Gassman. Neutchatel.

ANONIMO (1887 y 1899): *Diccionario enciclopédico hispanoamericano de literatura, ciencias, artes etc.* Editorial Montaner y Simón (Barcelona).

BOISDUVAL, J.A. (1829): *Europaeorum pterum Index methodicus.* Ed. Crochard. París.

FERNÁNDEZ-RUBIO, F. (1998): Las lenguas clásicas en la entomología. *Bol. S.E.A* **23**: 45-47

FERNÁNDEZ-RUBIO, F. (2000): Etimología de algunos nombres de géneros de esfíngidos (Sphingidae: Lepidoptera). *Saturnia Revta. Entom.* **17**: 46-51.

FERNÁNDEZ-RUBIO, F. (2001[1]): Reflexiones sobre la etimología de los géneros de las arañas (Araneae: Arthropoda). *Revista ibérica de Aracnología* **22**: 125-130

FERNÁNDEZ-RUBIO, F., (2001[2]): On the etymology of some names of the genera of Rhopalocera (Insecta: Lepidoptera). *Saturnia Rvta. Entom.* **18**: 8-25

FERNÁNDEZ-RUBIO, F., (2001[3]): Etimologías de algunos géneros de Noctuidae (Lepidoptera). *Bol. Sociedad Andaluza de entomología* **1**: 1-18

FERNÁNDEZ-RUBIO, F., (2011): Acción de las mariposas sobre la salud animal y humana (Insecta: Lepidoptera). *Bol. Soc. And. Ent.)* **18**, 32-55

FERNÁNDEZ-RUBIO, F., (2013): La etimología de los nombres de las arañas (Araneae). *Revista ibérica de Aracnología* **22**: 125-130

FERNÁNDEZ-RUBIO, F., (2018[1]): El impacto de los arácnidos sobre la mente humana. *Argutorio* **40**: 85-95

FERNÁNDEZ-RUBIO, F., (2018[2]): Etimología de los nombres de algunas especies de Zygaenoidea. *Bol S.E.A.* **62**: 341-343

FERNÁNDEZ-RUBIO, F., (2019): La etimología de algunos nombres científicos de los insectos dañinos o molestos. *Revista gaditana de entomología* Vol. **X**: 141-158

FERNÁNDEZ-RUBIO, F., *et al.* (2001): Las lenguas clásicas en los ropalóceros del Paleártico Occidental. *Bol. SEA.* **28**: 151-157-

FERNÁNDEZ-RUBIO, F., *et al.* (2014): *Artrópodos en medicina y veterinaria* (3ª edición). Ed. Ministerio de Defensa. 643 pág.

FERNÁNDEZ-RUBIO, F., *et al* (2015): *Fauna venenosa mundial*, Ed. Ministerio de Defensa.871pág

HESIODO: Teogonía. *Los trabajos y los días. El escudo de Heracles. Idilios. Himnos. Ed.* Porrúa. 1990. México.

MARTÍN R. (2000): *Diccionario de Mitología Griega y Romana.* Ed. Espasa Calpe. Madrid.

MURRAY, A.S. (2000): *Quién es quién en la Mitología.* Ed. Edimat. Madrid.

PABON S DE URBINA (1999): *Diccionario Griego-Español.* 711 pág. Ed. Vox, Madrid

SCUDDER, S. (1882): *Nomenclator Zoologicus.* Ed. Government printing office. Washinton.

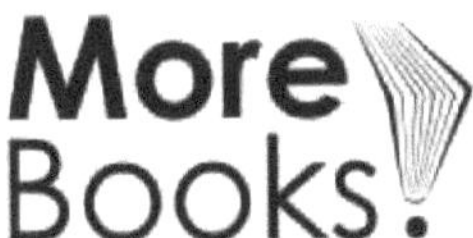

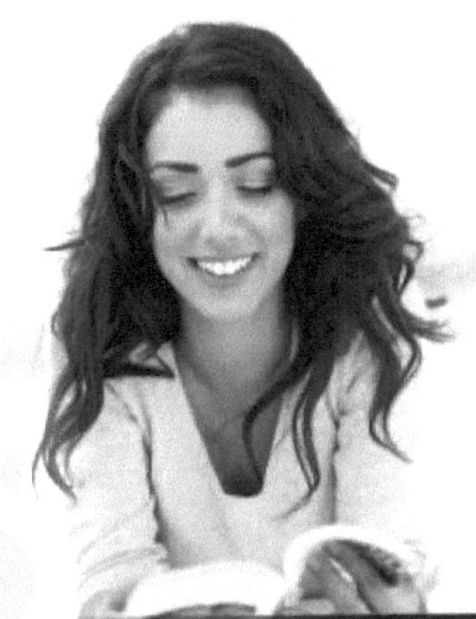

I want morebooks!

Buy your books fast and straightforward online - at one of world's fastest growing online book stores! Environmentally sound due to Print-on-Demand technologies.

Buy your books online at
www.morebooks.shop

¡Compre sus libros rápido y directo en internet, en una de las librerías en línea con mayor crecimiento en el mundo! Producción que protege el medio ambiente a través de las tecnologías de impresión bajo demanda.

Compre sus libros online en
www.morebooks.shop

KS OmniScriptum Publishing
Brivibas gatve 197
LV-1039 Riga, Latvia
Telefax: +371 686 204 55

info@omniscriptum.com
www.omniscriptum.com

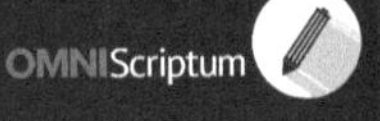

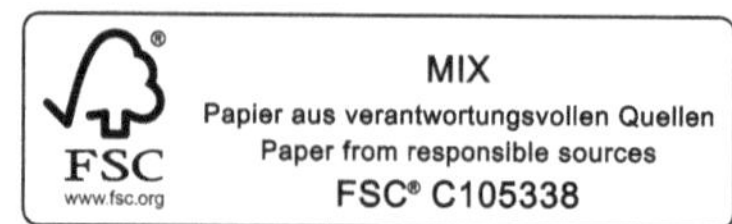

Printed by Books on Demand GmbH, Norderstedt / Germany